ulmer

Ursel Bühring
Michaela Girsch

UNSERE *besten* HEILPFLANZEN-REZEPTE

Sanfte Naturheilkunde bei Alltagsbeschwerden

Inhalt

Gutes für den Bauch

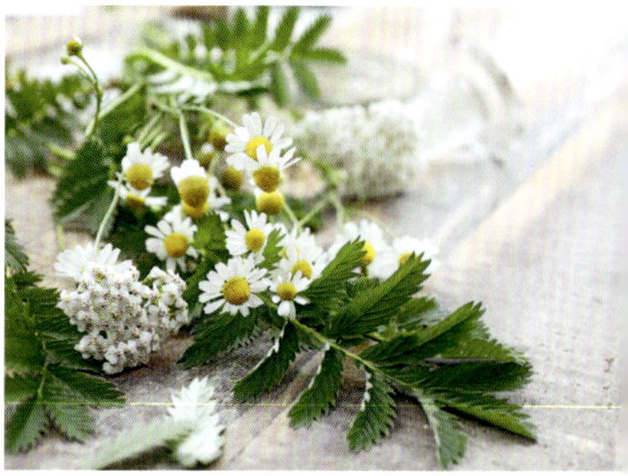

Abwehrbereit

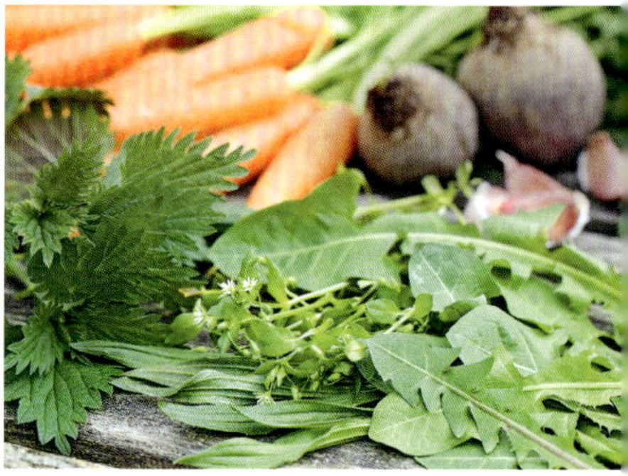

Haut und Seele

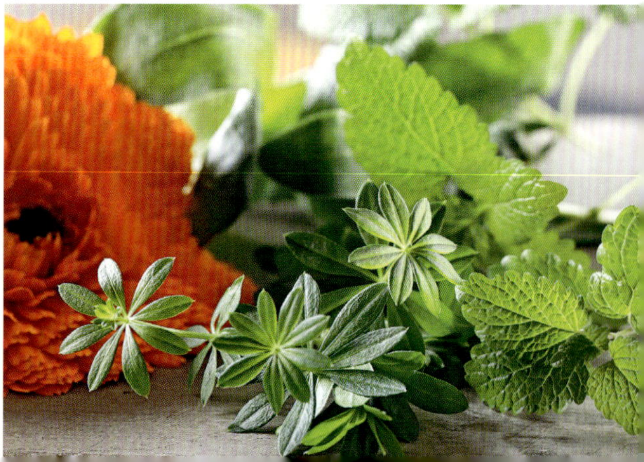

Schmerz, Herz und Kreislauf

Jung und Alt, Frau und Mann

Service

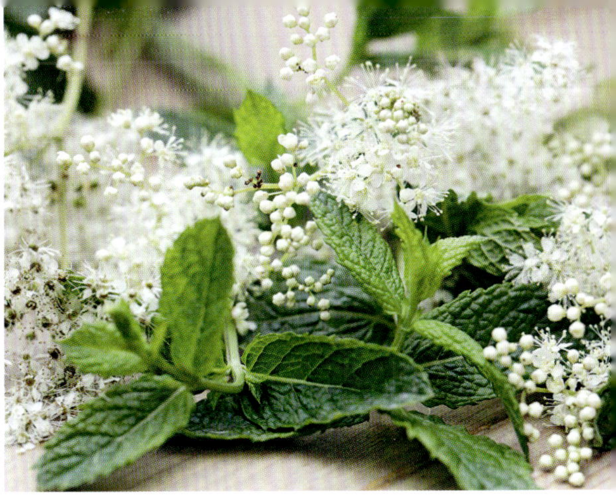

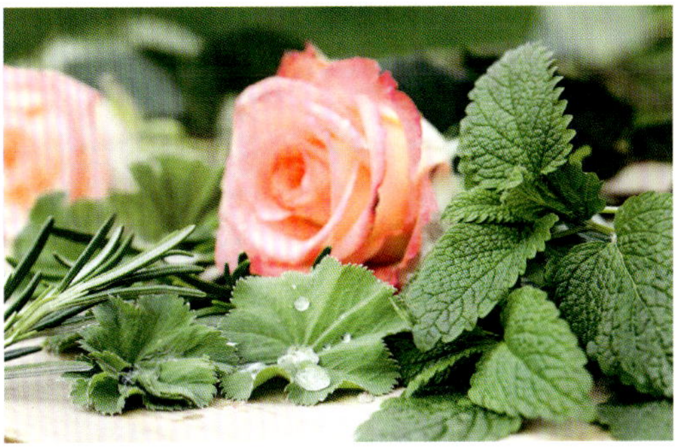

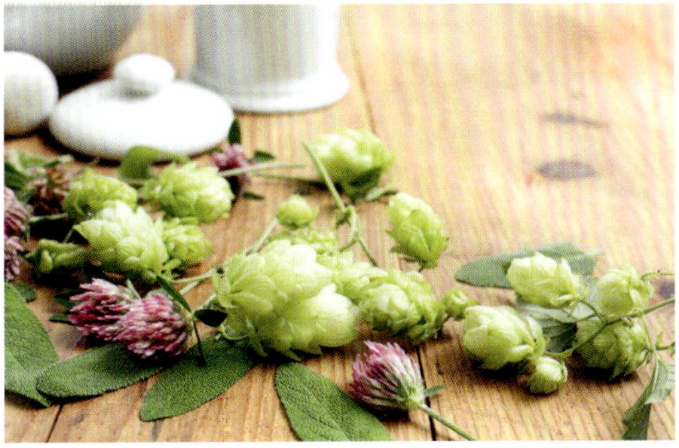

Liebe Leserin, lieber Leser,

vor Ihnen liegt ein Buch, das von zwei Frauen mit Herzblut, Kenntnis und Erfahrung geschrieben ist. Seit Jahrzehnten beschäftigen wir uns intensiv privat und beruflich mit Heilpflanzen. Seit gut 25 Jahren sind wir befreundet und pflegen unser beider Interesse: Wir gehen gemeinsam auf Fortbildungen, geben gemeinsam Seminare, haben 15 Jahre zusammen an der „Freiburger Heilpflanzenschule Ursel Bühring" unterrichtet und schreiben gemeinsam Bücher. Für uns beide gab es früh einschneidende Erfahrungen mit Heilpflanzen, die die letzten Zweifel an der Wirksamkeit zerstreuten. Da ist zum Beispiel der Wermut, den die Angehörigen während der Hong-Kong-Grippe-Epidemie im Winterhalbjahr 1969/70 mit in die Klinik brachten, damit sich die Erkrankten schneller erholten. Oder die beeindruckenden Erfahrungen mit einer selbst hergestellten Beinwellsalbe, die die Wundheilung unterstützte und wahre Wunder bei Knochenbrüchen vollbrachte. Diese und viele andere Erfahrungen haben uns geprägt und einen großen Wissensdrang hervorgebracht.

Wir begreifen die Beschäftigung mit Heilpflanzen als andauernden Lernprozess. Das Interesse wurde zur Begeisterung und die jahrzehntelange Erfahrung in der Anwendung lässt uns immer wieder große Dankbarkeit spüren. Wir haben viele kranke Menschen gesund werden sehen dank der Behandlung mit Heilpflanzen, und noch mehr Menschen, die Verantwortung für ihre Gesundheit übernehmen möchten. Gerade Alltagsbeschwerden können oft selber behandelt werden, man kann vorbeugen, wieder schneller gesund werden und lindern. Genau hierfür gibt es zahlreiche Hausmittel. Von vielen weiß man heute dank wissenschaftlicher Untersuchungen, warum sie wie wirken und wie potent sie sind. Heute ist sehr häufig von Selbstfürsorge die Rede. Genau das machen Sie, wenn Sie unsere Rezepte umsetzen. Sie sorgen für sich, nehmen sich Zeit und beschäftigen sich mit sich und Ihrer Gesundheit und nehmen Ihre Beschwerden ernst. Und vor allem: Sie wollen etwas dagegen tun – oder dafür, wenn es ums Erhalten der Gesundheit geht. Seriös, verantwortungsbewusst, kompetent.

Unscheinbar und doch so wirksam: Wermut

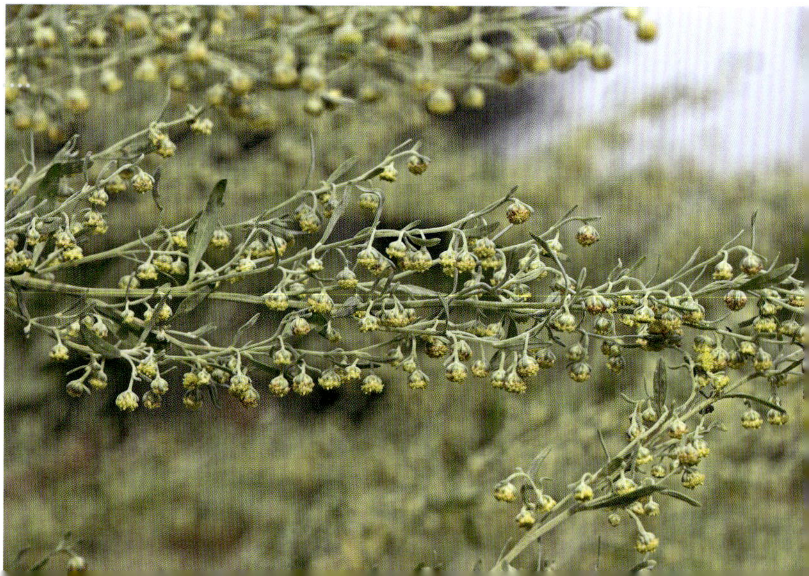

Unter den Rezepten finden sich auch einige speziell für Kinder. Das Aktivsein, die Hinwendung, das Sich-Zeit-nehmen – ist das nicht auch für Sie eine schöne Erinnerung an Ihre Kindheit, als Sie krank waren? Auch dafür sind Hausmittel da.

Was macht das Buch so besonders? Die Rezepte in diesem Buch sind gut durchdacht, wirkungsvoll und erprobt. Das Gewusst-wie ist uns bei diesen Rezepten besonders wichtig, denn damit Heilpflanzen wirken, muss auch die Zubereitungsform stimmen. Pflanzen schützen sich vor Krankheitsansteckung, Sonnenbrand, Kälte und Hitze, Trockenheit und Nässe. Die Stoffe, mit denen sie sich schützen, werden in der Pflanzenheilkunde Wirkstoffe genannt, da sie im menschlichen und tierischen Organismus wirken. In der Ernährungswissenschaft werden sie als sekundäre Pflanzenstoffe bezeichnet, sie sind aber primär wichtig für unsere Gesundheit. Einige dieser Stoffe sind nicht wasserlöslich, andere wirken nur im frischen Zustand, wieder andere nur in großer Menge oder in Kombination mit anderen Wirkstoffen. Unsere Rezepte tragen diesen Erkenntnissen Rechnung, sie berücksichtigen die speziellen Ansprüche an die Zubereitungsform und die genaue Dosierung, Anwendungshäufigkeit und -dauer. Und sollte es Gegenanzeigen oder Einschränkungen in der Anwendung geben, sind auch diese aufgeführt.

Verantwortlich umzugehen mit der eigenen Gesundheit heißt aber auch, Grenzen der Selbstbehandlung zu erkennen. Sollten Beschwerden länger andauern oder sich verschlechtern, dann suchen Sie bitte ärztlichen Rat.

Wir sehen uns in einer Tradition, die die Natur respektiert und nicht ausbeutet, uns ist der rücksichtsvolle Umgang mit Heilpflanzen wichtig. Dazu gehören auch das bewusste Wahrnehmen und Genießen. Unsere Rezepte sind gut durchdacht und sinnlich. Sie riechen und schmecken fast alle gut, und was nicht so lecker ist, gehört so. Denn bitter muss bitter schmecken, damit es wirkt. Sie finden unter den Rezepten einfachere und etwas aufwendigere Rezepte: Manche pflegen, andere heilen und manche wirken vorbeugend.

Viel Freude beim Schmökern und natürlich vor allem beim Zubereiten und Anwenden, denn: Es gibt nichts Gutes, außer man tut es.

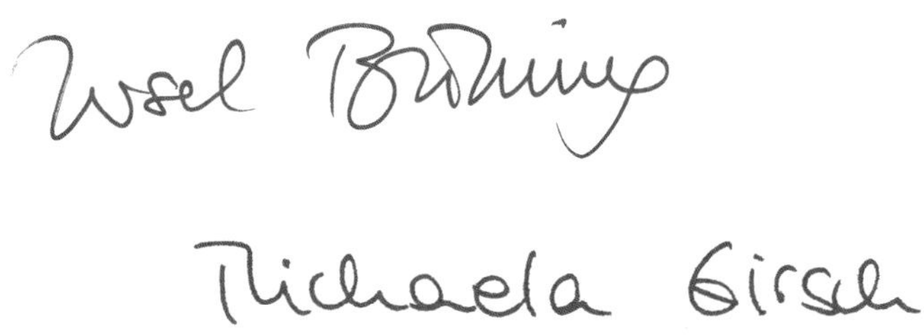

Warum tun Heilpflanzen so gut?

Zubereitungen aus Heilpflanzen eignen sich gut zur Behandlung von alltäglichen Beschwerden und stellen oft eine sinnvolle Ergänzung zur schulmedizinischen Therapie dar. In diesem Buch finden Sie bewährte Rezepte für (fast) alle Lebenslagen.

Rezepte für jeden Sie finden in diesem Buch Rezepte für Jung und Alt, Frau und Mann – und für die verschiedensten Bereiche des Körpers. Sie können sich damit viel Gutes tun – aber bitte denken Sie daran, bei anhaltenden Beschwerden Ihren Arzt aufzusuchen.

Gutes für den Bauch Unser Bauch beherbergt zahlreiche wichtige Organe. Mit ihrer Hilfe werden die Lebensmittel, die wir zu uns nehmen, für unseren Körper in eine verwertbare Form gebracht. Es braucht dafür ausreichend Verdauungssäfte in optimaler Zusammensetzung. Wenn die Speisen in ihre einzelnen Bestandteile zerlegt sind, werden die Nährstoffe im meterlangen Dünndarm in das Blut aufgenommen (resorbiert) und versorgen unsere Körperzellen – immer wieder aufs Neue. So selbstverständlich das mal lauter, mal leiser funktioniert, so anfällig reagiert unser Bauch auf Stress, Kummer und Aufregung. Zusätzlich wacht im Dünndarm ein komplexes Abwehrsystem darüber, dass uns von außen keine Gefahr in Form von Krankheitserregern droht. Unser Verdauungssystem zu pflegen und in seinen Aufgaben zu unterstützen, ist mit Heilpflanzen und Gewürzen sinnvoll und kann richtig köstlich sein.

Abwehrbereit Das Immunsystem des Darms arbeitet Hand in Hand mit den in allen Körperflüssigkeiten und Geweben vorkommenden Abwehrzellen. Bei Gefahr rufen sie sich gegenseitig zu Hilfe und als gut eingespieltes Team hat jede Zelle ihre Aufgabe. Unter den Heilpflanzen gibt es zahlreiche, die direkt gegen Bakterien, Viren und Pilze wirken: Sie verhindern entweder das Anhaften an Körperzellen, hindern sie an ihrer Vermehrung oder greifen die Erreger an und zerstören sie. Das können Heilpflanzen mit ätherischen Ölen und Senfölen besonders gut. Andere, wie etwa die Echinacea, regen die Bildung von Abwehrzellen des Immunsystems an. Und sollten Sie sich dennoch einen Infekt eingefangen haben, helfen Heilpflanzen bei der Überwindung: Die Zahl der Krankentage wird reduziert, die Verläufe sind milder und es gibt weniger Komplikationen – das belegen zahlreiche Untersuchungen.

Haut und Seele Eine schöne, weiche, gesunde Haut ist mehr als ein Schönheitsideal. Die Haut ist die äußere Schutzhülle, ein Kontakt- und Kommunikationsorgan, ein Stoffwechsel- und Entgiftungsorgan, das zudem nach außen zeigt, ob der Körper gesund ist. Auf der Haut sieht man Wunden und Krankheiten – und oft auch den Zustand der Seele. Haut muss gepflegt werden, von außen und von innen, um gesund zu bleiben oder wieder zu gesunden. Für beides gibt es einen ganzen Strauß wirksamer Heilpflanzen.

Auch das Nervensystem zeigt eine Verbindung zwischen Körper (Soma) und Seele (Psyche), vor allem das vegetative Nervensystem. Leidet die Psyche, zeigt sich das oft im Körper und man spricht von einer psychosomatischen Erkrankung. Bewährte Heilpflanzen können das Nervensystem anregen oder beruhigen, „Licht“ in die Seele bringen oder mit Bitterstoffen Körper und Seele gleichermaßen tonisieren.

Schmerz, Herz und Kreislauf Schmerz gilt zuerst einmal als „Wachhund der Gesundheit“, denn er zeigt, dass etwas nicht in Ordnung ist, und hat damit eine Art Schutzfunktion. Aber Schmerzen, egal welcher Art, sind eine sehr unangenehme Empfindung – schließlich tun sie weh. Ja, auch dagegen ist ein Kraut gewachsen, aber: Schmerz-Pflanzen muss man sehr differenziert und genau dosiert einsetzen. Und wenn es keine harmlosen vorübergehenden Schmerzen sind, müssen die Schmerzen unbedingt zuvor ärztlich abgeklärt werden. Das gilt natürlich besonders für Herzschmerzen, die dringend in ärztliche Behandlung gehören. Doch es gibt Heilpflanzen, die das Herz nebenwirkungsfrei unterstützen oder beruhigen oder die den Kreislauf anregen, und die kann man durchaus in der Selbstbehandlung einsetzen.

Jung und Alt, Frau und Mann Manche Rezepte sind wirklich ganz individuell einzusetzen und nicht für jedermann oder nur in einer bestimmten Lebensphase geeignet, sei es im Kindesalter oder beim Älterwerden. Dass sich der Unterschied zwischen Mann und Frau auch beim Einsatz bestimmter Heilpflanzen zeigt, versteht sich sicher von selbst. Deshalb haben wir aus unserer Schatzkiste Rezepte gegen Beschwerden bei Frauen und bei Männern zusammengetragen und solche, um gesund und fit älter zu werden, Rezepte extra für Kinder und mit Wonne Rezepte für die Schönheit und die Liebe.

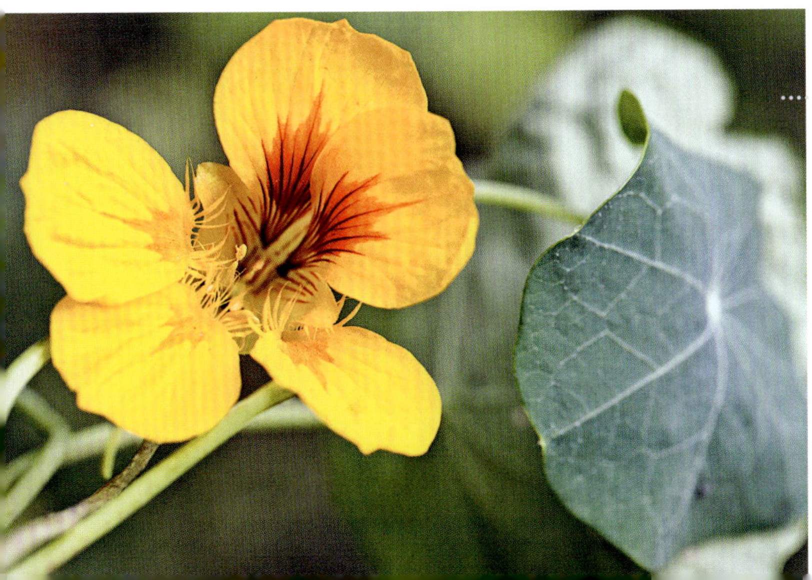

Kapuzinerkresse unterstützt das Immunsystem.

Vielfältig angewendet

„Es genügt nicht zu wollen, man muss es auch tun", sagte Goethe. Es genügt nicht, die Heilpflanzen zu kennen, man tut gut daran, auch zu wissen, wie man sie einsetzt. Deshalb hier eine kleine Einführung in die wichtigsten Anwendungsformen.

Teemischungen Tee ist unter den Heilpflanzenzubereitungen die bekannteste Zubereitungsform. Und falls Sie bisher glaubten, das sei ganz einfach und nicht der Rede wert, werden Sie überrascht sein, denn: Tee ist nicht gleich Tee. In diesem Buch haben wir es mit Heiltees zu tun, bei denen die korrekte Teezubereitung entscheidend ist. Je nachdem, um welche Wirkstoffe es geht, gilt eine bestimmte Art der Zubereitung. Und nicht nur das, auch die Qualität der verwendeten Teedrogen ist für eine Heilwirkung entscheidend. In diesem Buch haben wir Gesundheit und Genuss zusammengebracht. Aus der Küche wissen Sie, dass ein Essen nur so gut schmeckt, wie seine Zutaten sind. Daher empfehlen wir, zur Herstellung unserer Rezepte Arzneidrogen aus der Apotheke oder Drogerie zu verwenden. Diese haben einen garantierten Wirkstoffgehalt und sind rückstandskontrolliert. Bezugsquellen für hochwertige Kräuterware in Bioqualität finden Sie im Serviceteil auf Seite 138. Sollten Sie zu den Sammlerinnen gehören, dann ist der richtige Anbau, Erntezeitpunkt, das korrekte Trocknen und Lagern entscheidend für eine gute Qualität. Hierzu finden Sie weiterführende Literatur auf Seite 139.

Tinkturen, Weine und Liköre Viele Heilpflanzenwirkstoffe lassen sich gut in Alkohol lösen, das nutzen wir bei der Herstellung von Tinkturen. Sie sind in Alkohol gut konserviert und halten sich über mehrere Jahre. Für unsere Rezepte verwenden wir gerne Doppelkorn, Wodka oder einen 50 %igen Alkohol, wenn möglich in Bio-Qualität. Diesen bekommen Sie in der Apotheke, im Versandhandel (Bezugsquellen Seite 138) oder vielleicht kennen Sie eine gute Schnapsbrennerei, von der Sie Bio-Alkohol beziehen können. Die Konzentration des Alkohols richtet sich nach den zu extrahierenden Wirkstoffen oder den verwendeten Pflanzenteilen: So lassen sich beispielsweise die ätherischen Öle in Heilpflanzen mit 50 %igem Alkohol optimal ausziehen, und je härter eine Droge (Wurzel, Rinde, Früchte), desto höherprozentig muss der Alkohol sein. Die fertigen Tinkturen werden tropfenweise innerlich eingenommen, als Standarddosierung gilt die Einnahme von dreimal täglich 20 Tropfen. Weine und Liköre sind mildere alkoholische Heilmittel. Und das Schöne dabei: Sie schmecken!

Essig und Sirup Auch Essig gehört zu den traditionellen Heilpflanzenzubereitungen. Wirkstoffe, die wasserlöslich sind, lösen sich auch in Essig. Oder Sie wählen eine Kombination von Essig mit Honig – Oxymel oder Sauerhonig genannt. Essigauszüge sind weniger stark wirksam als Tinkturen.

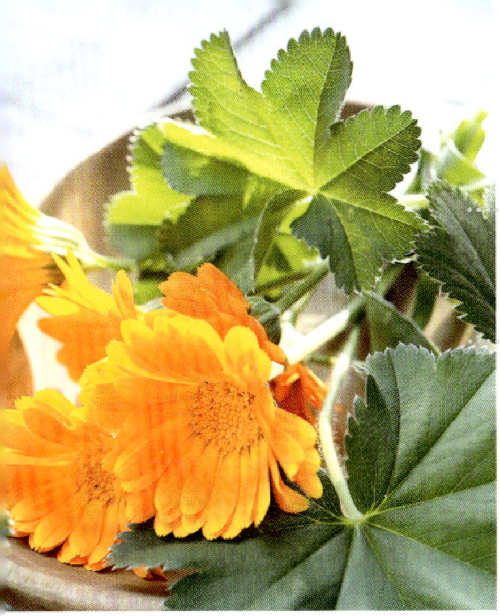

Hautpflegende Pflanzen: Ringelblume und Frauenmantel

Sirup kennt man vor allem in Form von Hustensäften. Das macht Sinn, denn Süß dämpft den Hustenreiz. Deshalb hilft beim Reizhusten der „Erdkammersirup aus Spitzwegerich“ (Seite 47) auch so zuverlässig.

Salben und Co. Salben, Öle, Fluids und andere Zubereitungen werden äußerlich angewendet und wirken „medizinisch“, wenn es um die Unterstützung der Wundheilung und Juckreizlinderung bei Ekzemen geht. Oder sie wirken „kosmetisch“ und damit eher pflegend. In vielen Fertigsalben und -cremes finden sich bedenkliche Inhaltsstoffe wie synthetische Konservierungsstoffe, Emulgatoren und Duftstoffe. Gerade für die empfindliche oder kranke Haut sind daher gut hautverträgliche und hautstärkende Rezepturen wichtig, wie man sie aus Heilpflanzen selbst zubereiten kann. In diesem Buch finden Sie einfach herzustellende und hochwirksame Zubereitungen. Und da wir es bereits von der Löslichkeit von Wirkstoffen hatten: Ätherische Öle in Heilpflanzen sind gut fettlöslich, deswegen gehört auch ein gescheiter Erkältungsbalsam in die Hausapotheke.

Wickel und Auflagen, Waschungen und Bäder Für jede Beschwerde die richtige Anwendung: Bei juckenden Ekzemen können Waschungen den Juckreiz lindern, ein Bad kann die Haut pflegen. Bei einer Erkältung kommen Auflagen und Wickel zum Einsatz, oft begleitend zu Tee, Sirup oder einer Tinkturenmischung.

Aromatherapie Wir verwenden in unseren Rezepten auch reine ätherische Öle. Sie werden durch Wasserdampfdestillation aus aromatischen Pflanzen gewonnen. Die Aromatherapie ist ein jüngerer Zweig der modernen Phytotherapie, der wissenschaftlich basierten Pflanzenheilkunde. Die Therapie mit ätherischen Ölen gehört in die Hände von Fachleuten, denn sie sind hochkonzentriert und werden nur in sehr niedriger Dosierung eingesetzt. In diesem Buch werden ätherische Öle zur Unterstützung der Heilpflanzenwirkung verwendet. Weiterführende Literatur und Bezugsquellen für qualitativ hochwertige ätherische Öle finden Sie im Service ab Seite 138.

Wo ist die Grenze der Selbstbehandlung? Die Produkte, die Sie nach unseren Rezepten herstellen, sind zum Gesundbleiben, für die Hausapotheke oder durchaus auch zum Genuss gedacht. Verwendet werden können sie bei Alltagsbeschwerden. Bedenken Sie: Es sind keine Arzneimittel. Bitte lassen Sie länger andauernde Beschwerden ärztlich abklären.

Bevorzugt getrocknet

Die in unseren Rezepturen genannten Mengen beziehen sich immer auf die getrocknete Heilpflanze, „Droge“ genannt. Sollten Sie mit frischen und selbst geernteten Pflanzenteilen arbeiten, so nimmt man üblicherweise die doppelte Menge. Wer sich gut auskennt, sammelt und trocknet selber, sonst kaufen Sie die Zutaten in der Apotheke oder, in der Schweiz, in der Drogerie. Hier erhalten Sie Arzneidrogen mit garantiertem Wirkstoffgehalt.

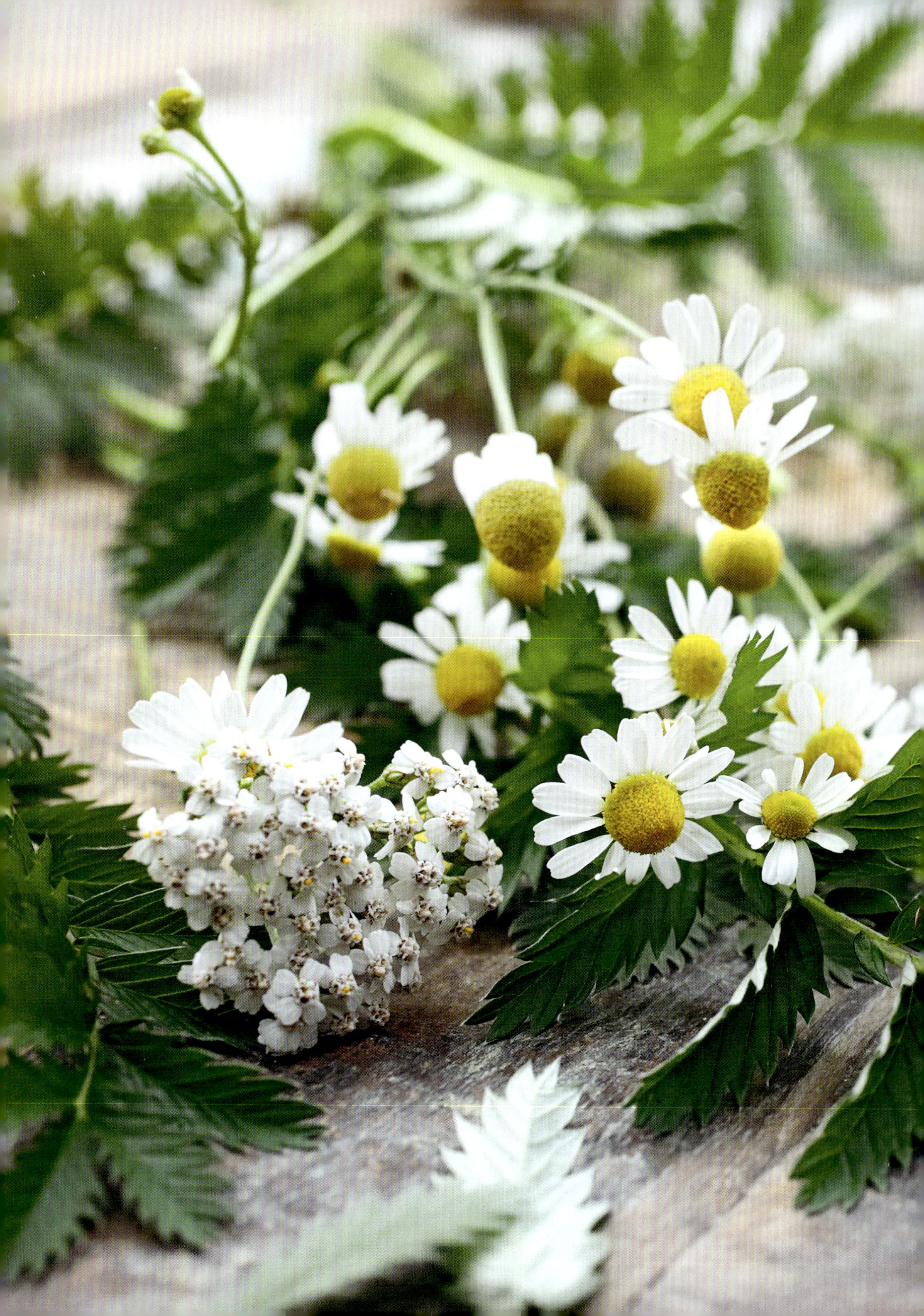

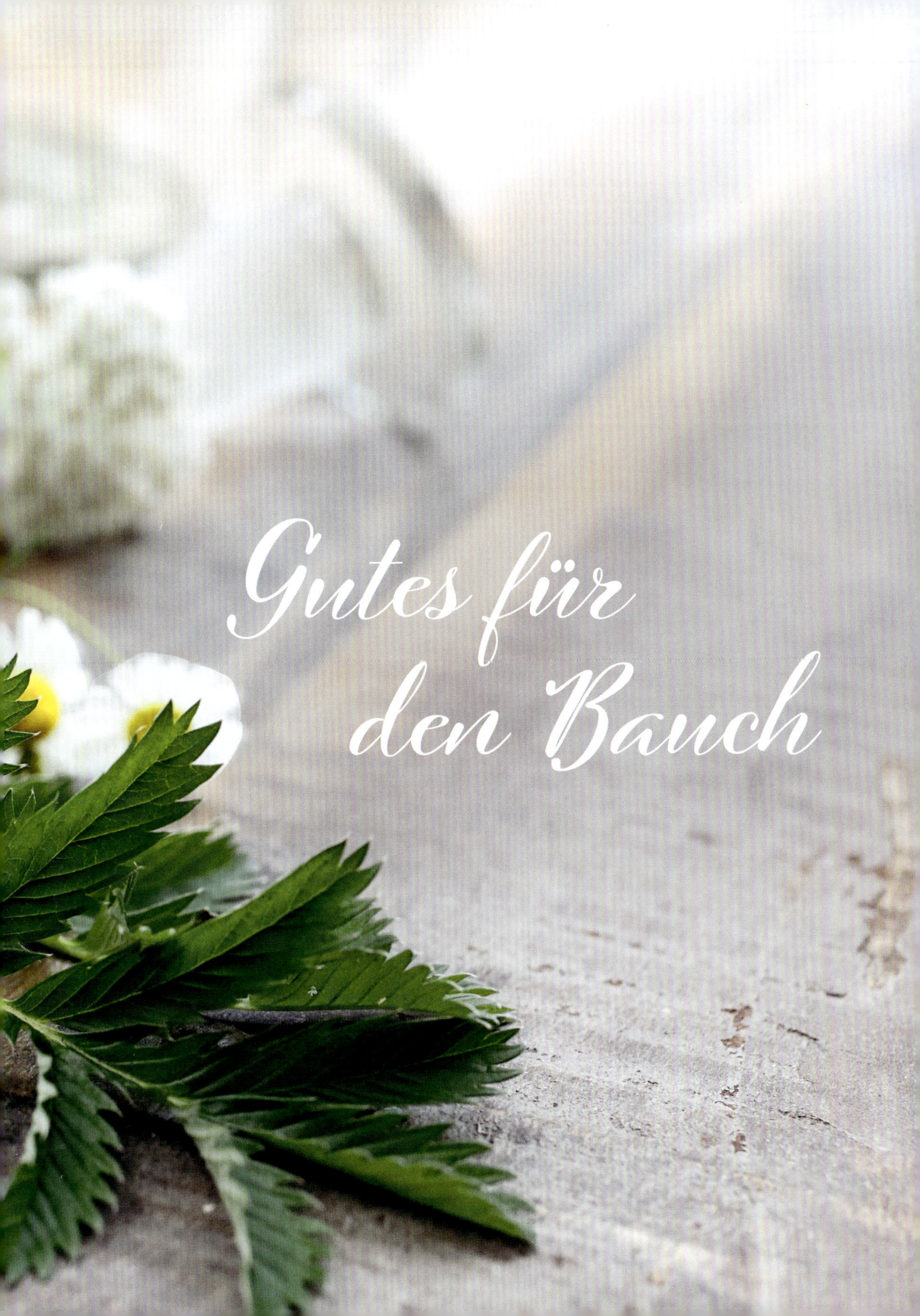

Gutes für den Bauch

Aperitif und Digestif

Zimtpflaumentee

Dieser Tee ist besonders für die kalte Jahreszeit geeignet. Wenn Sie Ihre Weihnachtsgans mit Trockenfrüchten gefüllt oder andere deftige Wintergerichte damit verfeinert haben, findet sich sicher noch der ein oder andere Rest im Vorratsschrank.

Für 1 Portion

1 Dörrpflaume
2 Kardamomkapseln
10 Koriandersamen
0,5–1 cm großes Stück Zimtstange
Mörser

So geht's

- Die Dörrpflaume klein schneiden. Kardamom und Koriander anmörsern.
- Alle Zutaten mit 200 ml kochendem Wasser übergießen und 15 Minuten bedeckt ziehen lassen, immer wieder mal umrühren.
- Dann durch ein Teesieb abgießen.

Was wirkt wie?

Dieser Tee schmeckt nicht nur fein, sondern ist auch gesund. Die Gewürze unterstützen auf angenehme Art die Verdauung. Getrocknete Pflaumen sind reich an Mineralien und Spurenelementen, die wir im Winter gut gebrauchen können: Zink, Eisen, Kalium, Natrium und Kalzium. Sie können auch Aprikosen nehmen, diese enthalten besonders viel Kalium und zahlreiche Antioxidantien, die unsere Zellen vor schädlichen Einflüssen schützen.

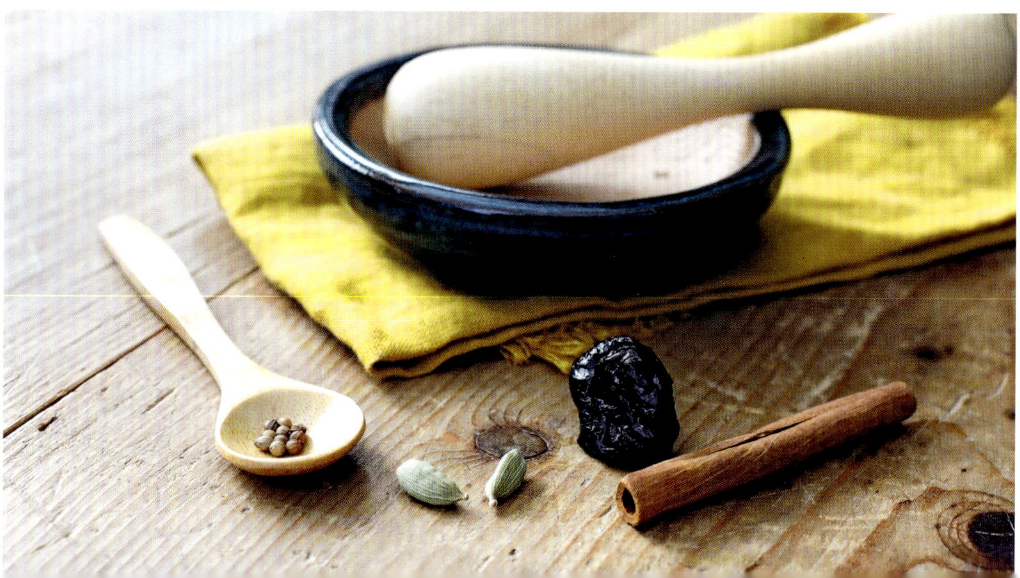

Magenbitter-Wurzelwein

Wenn es um Aperitif und Digestif geht, geht es immer um gute Verdauung. Die darin enthaltenen Bitterstoffe fachen das Verdauungsfeuer an und bringen bei Verdauungsschwäche oder chronischer Verstopfung die gesamten Verdauungssäfte wieder zum Fließen. Was vom Teller in den Magen gelangt, macht dann weder Blähungen noch Völlegefühl. Die Nährstoffe werden gut genutzt und stehen dem Körper zur Verfügung.

So geht's

- Die Wurzeln in ein sauber ausgekochtes Schraubglas füllen und mit dem Wein übergießen.
- Eine Woche stehen lassen, währenddessen täglich schütteln. Dann abgießen.
- Zur Tonisierung, Kräftigung und Verdauungsförderung mittags und abends je 1 EL vor dem Essen einnehmen.

Was wirkt wie?

Bitterstoffe verstärken die Durchblutung im Darm und fördern die Darmtätigkeit, das beugt Verstopfung vor. Sie aktivieren die unspezifische Immunabwehr im Darm und beeinflussen die Stimmung des Menschen positiv. Außerdem tonisieren sie und kräftigen bei Müdigkeit und Erschöpfung.

Für 250 ml

1 TL klein geschnittene Löwenzahnwurzeln
1 TL klein geschnittene Wegwartenwurzeln
1 TL klein geschnittene Angelikawurzeln
2 TL geriebener frischer Ingwer
250 ml Likörwein (ca. 17 %), wie Sherry, Goldmuskateller, Portwein, Malaga
Schraubglas (300 ml)

Feigen-Sirup

Sollten Sie zu den Menschen mit einem trägen Darm zählen oder möchten Sie ihn im Rahmen einer Frühjahrskur anregen, dann ist dieser Sirup genau das Richtige! Er schmeckt sehr gut und ist wirkungsvoll.

Für ca. 1 l

15 getrocknete Feigen
30 g Sennesblätter
4 cm großes Stück frischer Ingwer
250 g brauner Zucker
2 EL Lein-, Floh- oder Chiasamen
Saft von 2 Zitronen
Mixer, mehrere Glasflaschen (zusammen ca. 1 l)

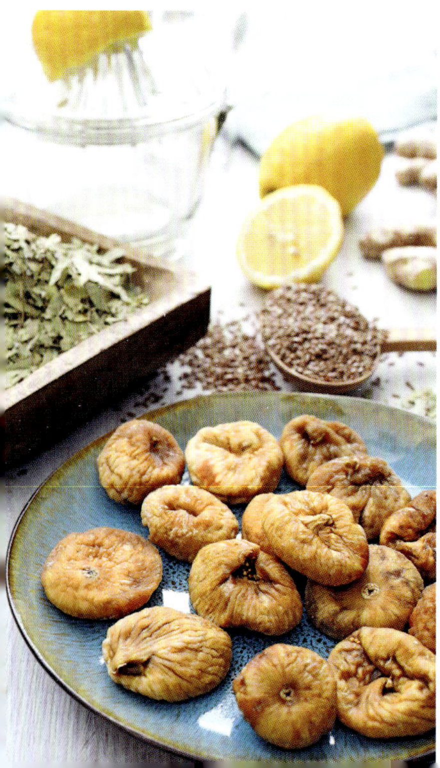

So geht's

- Die Feigen über Nacht in 500 ml Wasser einweichen.
- Am nächsten Tag die Sennesblätter mit 200 ml kochendem Wasser übergießen und 10 Minuten ziehen lassen. Durch ein Teesieb abgießen, die Blätter kräftig ausdrücken.
- Ingwer klein schneiden, mit den eingeweichten Feigen samt Einweichwasser, dem Tee, Ingwer und Zucker im Mixer pürieren.
- Die Masse in einen Kochtopf geben, die Lein-, Floh- oder Chiasamen dazugeben und alles unter Rühren langsam erhitzen, bis die Flüssigkeit eine sirupartige Konsistenz bekommt.
- Am Ende den Zitronensaft unterrühren und noch heiß in Flaschen füllen.
- Hält sich etwa drei Wochen im Kühlschrank.
- Bei Bedarf nach dem Abendessen 1(–2) EL einnehmen. Den Sirup bitte nur kurzfristig tageweise oder bei Bedarf einnehmen. Für Schwangere und Stillende ist er nicht geeignet.

Was wirkt wie?

Feigen wirken mit ihren Fruchtsäuren und Ballaststoffen abführend, Ingwer regt den Gallenfluss und damit die Darmtätigkeit an, die Samen tun dies ebenso und die Anthranoide der Sennesblätter wirken zusätzlich kräftig abführend.

„Wind lass nach"-Tropfen

Der Bauch rumpelt, die Hose drückt, das Sauerkraut bahnt sich lautstark seinen Weg ... Manches ist einfach schwer verdaulich und in so einem Fall braucht es schnelle und vor allem zuverlässige Hilfe. Diese Tropfen helfen gegen Blähungen und Krämpfe im Bauch.

Für ca. 250 ml

20 g Kümmelsamen
10 g Kreuzkümmelsamen
10 g Koriandersamen
10 g Fenchelsamen
250 ml Alkohol (70 %)
Mörser, Schraubglas (300 ml), Tropfflaschen

So geht's

- Die Samen zusammen im Mörser anquetschen, bis sie anfangen zu duften.
- In ein leeres Glas mit Deckel geben und mit dem Alkohol aufgießen.
- Drei Wochen stehen lassen, dabei täglich schütteln. Danach in Tropfflaschen abfiltrieren.
- Nehmen Sie bei Bedarf 20–30 Tropfen in etwas Wasser ein. Sie können sie auch als Kur über vier Wochen bei anhaltenden Beschwerden (die Sie bitte ärztlich abklären lassen) anwenden.

Was wirkt wie?

Die hier eingesetzten Arzneidrogen werden traditionell als Gewürz verwendet und das aus gutem Grund: Sie regen die Bildung von Verdauungssäften an, sodass gar nicht erst vermehrt Gase entstehen. Außerdem haben sie einen günstigen Einfluss auf das Milieu im Darm, sie verdrängen pathogene Keime und regen die Darmtätigkeit an.

Variante: „Wind lass nach"-Tee

Sie können aus dieser Mischung auch einen Tee herstellen: Stoßen Sie die Samen dafür im Mörser an und übergießen Sie 1 TL mit 200 ml kochendem Wasser. Sofort abdecken, nach 10 Minuten abgießen. Dreimal täglich zwischen den Mahlzeiten trinken.
Der Tee ist auch für Kinder ab einem Jahr geeignet: Diese trinken dreimal täglich 100 ml.

Sodbrennen-Tee

Sodbrennen ist lästig, schmerzhaft und eine richtige Volkskrankheit. Typisch ist das Brennen hinterm Brustbein. Ursachen dafür gibt es viele, die meisten hängen mit der Ernährung und unserem Lebensstil zusammen: üppige, süße, fette, saure Speisen, Alkohol, koffeinhaltige Getränke, Rauchen, Übergewicht, aber auch Nervosität, Stress oder seelische Belastungen.

Für eine 100-g-Teemischung

40 g Süßholzwurzeln
40 g Kamillenblüten
20 g geschroteter Leinsamen

So geht's

- 1 EL der Mischung mit 250 ml Wasser kurz aufkochen, abgießen.
- Bei Sodbrennen mehrmals täglich eine Tasse trinken. Der Tee kann auch gut bei Magenschleimhautentzündung (Gastritis) getrunken werden.

Was wirkt wie?

Wie wohltuend: Süßholz und Kamille regulieren die Säureproduktion im Magen und die Schleimstoffe des Leinsamens schützen die Magen- und Speiseröhrenschleimhaut.

Sodbrennen

Sodbrennen muss nicht unbedingt ein Zeichen für eine übermäßige Säureproduktion im Magen sein. Wenn Sie zusätzlich zum sauren Aufstoßen unter Blähungen, Völlegefühl und trägem Darm leiden, kann sich auch eine Magenschwäche dahinter verbergen. Der Magen ist dann zu träge und produziert zu wenig Magensaft. Dadurch setzt eine Gärung ein, die auch Säure produziert. In einem solchen Fall lohnt sich ein Versuch mit Bitterstoffen: Sie regen die Bildung von Magensaft und die Magenbewegung an. Die ist wichtig, damit der Mageninhalt gut mit Verdauungsenzymen durchmischt wird. Bitte lassen Sie Sodbrennen immer ärztlich abklären.

Pomeranzentröpfchen

Das ist mein absoluter Favorit, um Verdauungsstörungen jeglicher Art von vornherein abzuwehren oder bei Bedarf zu lindern. Ich habe das Pomeranzentröpfchen früher in meinen Kursen zum Thema verdauungsfördernde Bitterstoffe gern von den Teilnehmenden probieren lassen. So weiß ich, dass es nicht nur mir wohl bekommt.

So geht's

- Bitterorangenschalen mit dem Mörser gut zerkleinern und in ein Schraubglas geben, bis es voll ist. Bis zum Rand mit Wodka auffüllen und verschließen.
- Drei Wochen stehen lassen, dabei regelmäßig schütteln.
- In Tropfflaschen abfiltrieren.
- Tropfenweise und verdünnt anwenden. Geben Sie dreimal täglich etwa 20 Tropfen in Wasser, Tee, Saft, in Salatsoße, Desserts oder Gemüse.

Bitterorangenschalen, selbst geerntet, frisch oder getrocknet oder aus der Apotheke (dort heißen sie „Pomeranzenschalen")
Wodka (40 %)
Mörser, Schraubglas, Tropfflaschen (100 ml)

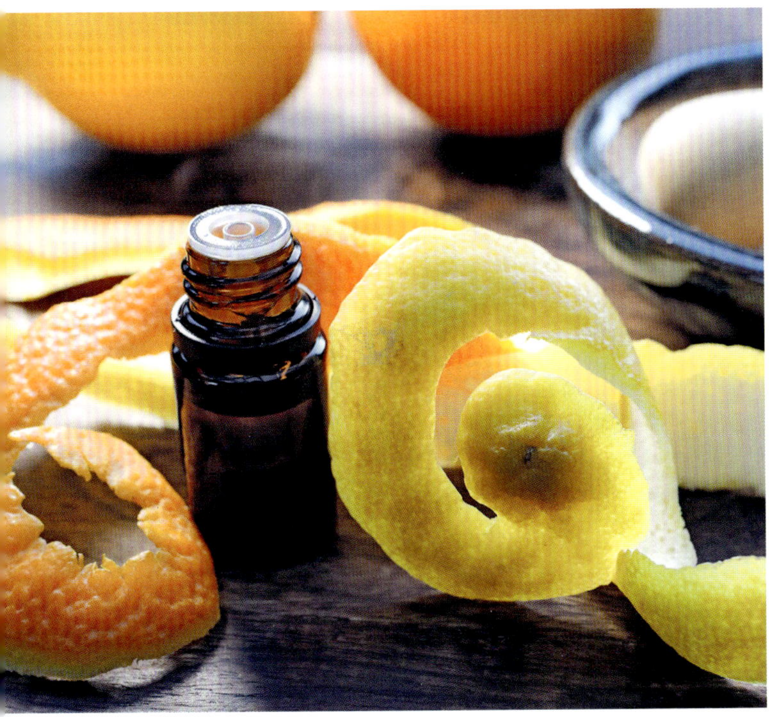

Zitrusschalen sammeln

Sobald die Winterzeit wieder Bio-Zitrusfrüchte bringt, heben Sie sämtliche Schalen von Orange, Limette, Zitrone oder Mandarine grob zerkleinert auf. Auch diese enthalten Bitterstoffe und die fein duftenden ätherischen Öle.
Sie wollen die Pomeranzentröpfchen nicht selbst herstellen? Kein Problem, besorgen Sie sich welche in der Apotheke.

Mein Schwedenbitter

Rezepturen für Schwedenbitter gibt es viele – ein schwedischer Arzt soll ihn zur Gesunderhaltung seiner Truppe im 30-jährigen Krieg entwickelt haben. In alten Zeiten nannte man diese Mischung Theriak, eine Art Allheilmittel, oder „Länger-Leben-Elixier". Die wirksame Grundlage beruht auf seinen Bitterstoffen. Ich habe meine eigene Rezeptur entwickelt, die äußerst bekömmlich und verträglich ist und weit über eine verdauungsfördernde Wirkung hinausgeht. Dieser Schwedenbitter tonisiert und stärkt, wärmt von innen und unterstützt das Immunsystem.

Für 1,5 l

20 g Engelwurzwurzeln
18 g Kalmuswurzeln
10 g Ringelblumenblütenblätter
10 g Enzianwurzeln
5 g Muskatnuss
5 g Kardamomkapseln
5 g Zimtstange
2 g Blutwurzwurzeln
1,5 l Wodka (40 %)
Mörser, Schraubglas (2 l), Baumwolltuch, Tropfflaschen (50 ml)

So geht's

- Sämtliche Gewürze mörsern.
- Mit Wodka zusammen in ein Glas füllen. 14 Tage stehen lassen, dabei täglich schütteln.
- Danach durch ein Tuch abfiltern und in Tropfflaschen abfüllen.
- Innerlich als Kur, also drei bis sechs Wochen lang, zweimal täglich anwenden: jeweils 10–30 Tropfen in Wasser oder Tee tropfen und trinken. Der Schwedenbitter unterstützt die allgemeine Kräftigung.

Was wirkt wie?

Jede Pflanze ist für sich bereits sehr wirksam, gemeinsam sind sie top: Ringelblume wirkt entzündungshemmend und gallenflussanregend, die Blutwurz zusammenziehend und bakterienhemmend. Kalmus macht seinem Beinamen „Magenwurz" als bittere, kräftigende Heilpflanze alle Ehre. Engelwurzwurzel wirkt verdauungsfördernd und kräftigt, Muskatnuss lindert Blähungen und Brechreiz. Enzianwurzel ist wie Kardamom verdauungsfördernd, zudem kräftigt sie einen schwachen Magen. Und Zimt lindert Krämpfe und wärmt.

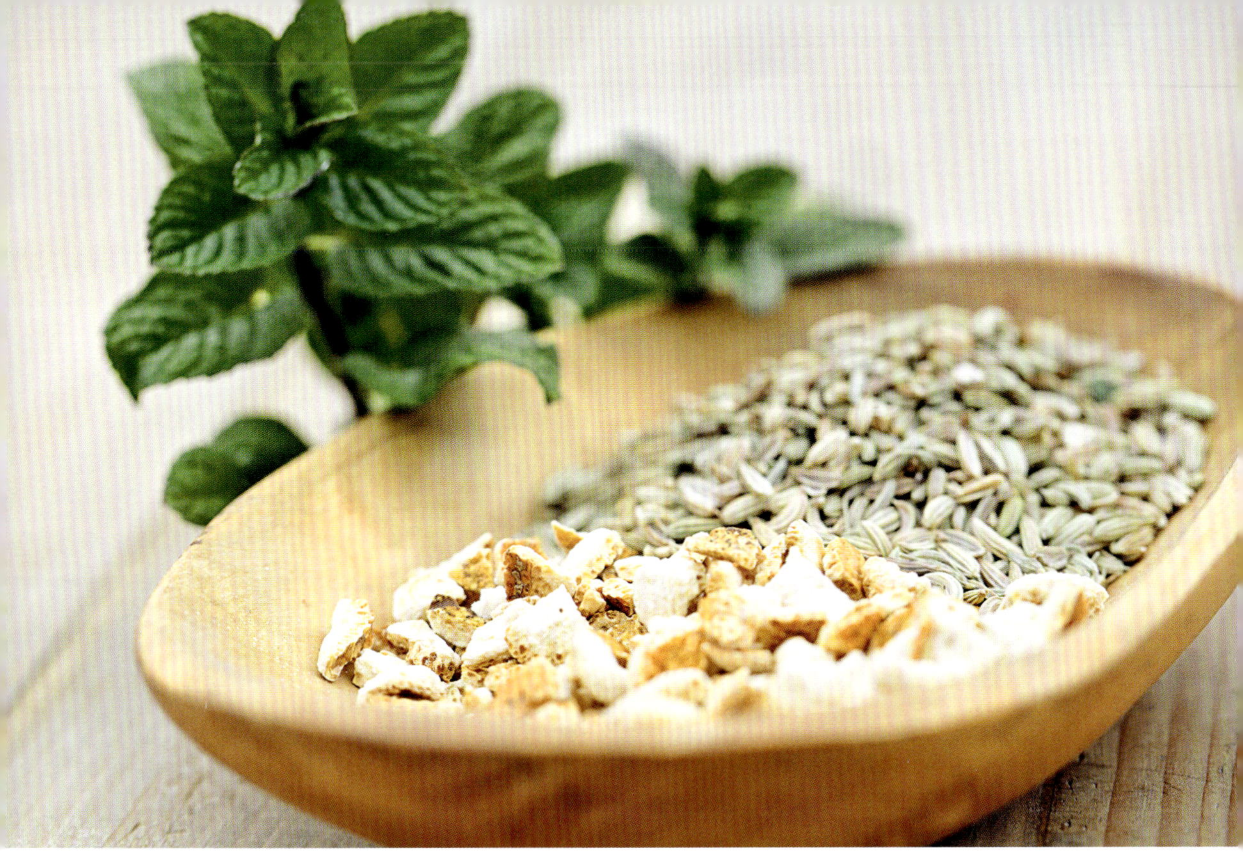

Verdauungstee mit Genuss

Vorbeugen ist ein Zauberwort – und es fällt uns leicht, wenn es schnell geht oder gut schmeckt. Probieren Sie zur Vorbeugung von Verdauungsproblemen meine Teemischung, die selbst Kinder mögen! Jede der vier ausgewählten Pflanzen für sich ist sehr wirksam, zusammen aber sind sie ein unschlagbares Team.

So geht's

- Pro Tasse 1 EL der Teemischung mörsern, mit 250 ml heißem Wasser übergießen, bedeckt 10 Minuten ziehen lassen und absieben.
- Bei Bedarf oder täglich drei Tassen Tee trinken.

Für eine 100-g-Teemischung

30 g Pomeranzenschalen
30 g Fenchelsamen
20 g Pfefferminzblätter
20 g Melissenblätter
Mörser

Diätsünden

Trinken Sie den Tee vor allem dann, wenn Sie kleine Diätsünden vor oder gerade hinter sich haben.

Es rumort und schmerzt

Bauchwohl-Wickel

Zu hastiges oder Durcheinander-Essen und keine Zeit, mal zwischendurch auszuruhen – innere Anspannung zeigt sich oft im Bauch. Kamille und Schafgarbe im Team helfen zuverlässig, wenn der Bauch „zu“ ist. Mit ihren ätherischen Ölen wirken sie entspannend und entkrampfend.

Für einen Bauchwickel

2 EL Kamillenblüten
2 EL Schafgarbenblüten
Wickelset aus drei Tüchern: Innen-, Zwischen- und Wolltuch (oder Wollschal)
evtl. Wärmflasche

So geht's

- Kamille und Schafgarbe mit 250 ml heißem Wasser übergießen, nach 10 Minuten abgießen.
- Das Innentuch auf die gewünschte Größe falten (es sollte den ganzen Bauch bedecken) und in einer Schüssel mit dem Tee übergießen.
- Auswringen, bis es nicht mehr tropft, und direkt auf den Bauch legen. Prüfen Sie vorher die Temperatur am eigenen Unterarm, um Verbrennungen zu verhindern.
- Das Innentuch mit einem Zwischentuch und anschließend mit einem Wolltuch oder -schal abdecken. Achten Sie darauf, dass die Tücher fest am Körper anliegen. Zur Unterstützung kann eine Wärmflasche aufgelegt werden.
- Der Wickel sollte 20–30 Minuten angelegt bleiben.

Was wirkt wie?

Die feuchte Wärme bewirkt eine starke Durchblutung und Durchwärmung der oberen Hautschichten. Der intensive lokale Wärmereiz führt außerdem zu einer vermehrten Durchblutung in den tieferen Gewebeschichten, was die Muskulatur entspannt und entkrampfend wirkt. Hinzu kommt ein allgemein beruhigender und entspannender Effekt, wie ihn die meisten Wickelanwendungen mitbringen.

Bauchwohl-Tee

Hilfe naht für den verkrampften, gestressten Bauch: Alle verwendeten Heilpflanzen wirken beruhigend, krampflösend und entspannend.

So geht's

- Den Fenchel im Mörser anstoßen. Alle Zutaten mischen.
- Pro Tasse 1 TL der Mischung mit 200 ml kochendem Wasser übergießen, bedeckt 7 Minuten ziehen lassen, absieben.
- Bei Bedarf eine Tasse trinken.
- Bei länger anhaltenden Beschwerden ohne organische Ursache (mehr dazu im Kasten „Stress im Bauch“) kann auch eine Teekur über vier bis sechs Wochen durchgeführt werden: dann dreimal täglich eine Tasse trinken.

Für eine 100-g-Teemischung

30 g Fenchelsamen
40 g Kamillenblüten
20 g Melissenblätter
10 g Lavendelblüten
Mörser

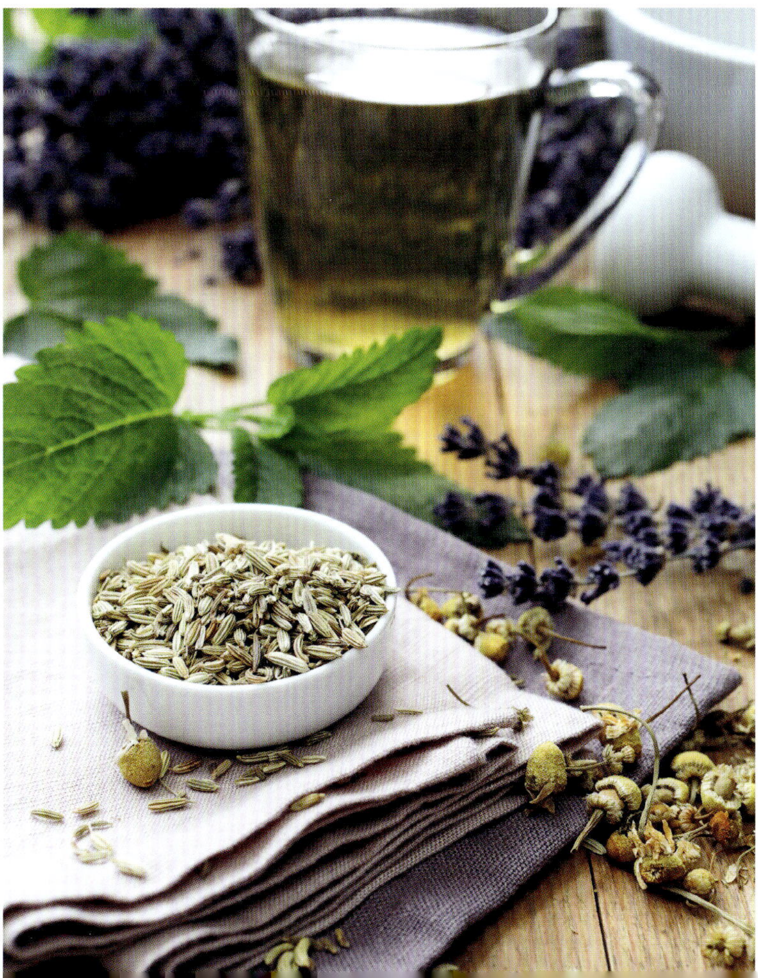

Stress im Bauch

Wenn wir gestresst sind, leidet unsere Verdauung, denn sie braucht Entspannung. Typisch für Stress im Bauch sind Völlegefühl und Blähungen oder nicht zuzuordnende Verdauungsbeschwerden. Da diese Beschwerden auch durch Erkrankungen der Verdauungsorgane ausgelöst werden können, müssen sie medizinisch abgeklärt werden.

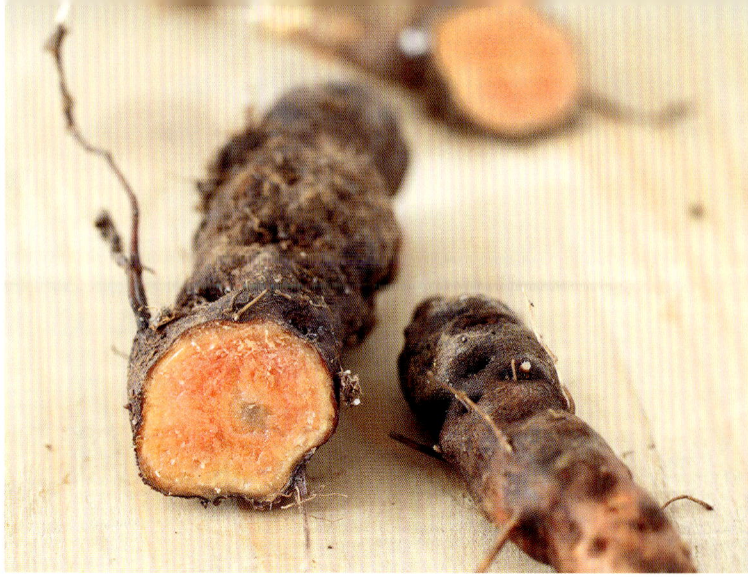

Montezumas Rache

Nein, bitte nicht jetzt ... wird wohl jeder sagen, den es erwischt hat: Durchfall passt nie, ob auf Reisen oder zu Hause. Darum zeige ich Ihnen hier drei bewährte Durchfalltees, damit Sie immer gerüstet sind.

Der Wirksamste: Blutwurztee

Für 50 g Tee

50 g Blutwurzwurzeln
Mörser

So geht's

- Pro Tasse ½ TL (1–2 g) Blutwurzwurzeln kräftig mörsern.
- Mit einer Tasse kaltem Wasser aufkochen, 5 Minuten köcheln lassen und abgießen.
- Drei- bis viermal täglich eine Tasse trinken, drei bis maximal sieben Tage lang.

Für die Kleinsten: Heidelbeertee

Für 100 g Tee

100 g getrocknete Heidelbeeren (Achtung: keine frischen Beeren nehmen, sie wirken abführend!)

So geht's

- Je nach Alter des Kindes ½–2 EL (5–20 g) getrocknete Beeren mit 150 ml kaltem Wasser übergießen und zum Kochen bringen.
- 10 Minuten kochen lassen, danach abgießen.
- Einmal täglich trinken.
- Je nach Alter unterschiedlich dosieren: Säuglinge bekommen 5–10 g getrocknete Heidelbeeren pro Tag, Kleinkinder 10–15 g, Kinder über vier Jahren 15–20 g, Jugendliche und Erwachsene 20–60 g.

Bei leichtem Durchfall: Teemischung

Für eine 100-g-Teemischung

20 g Gänsefingerkraut
20 g Blutwurzwurzeln
20 g Kamillenblüten
20 g Brombeerblätter
20 g Fenchelsamen
Mörser

So geht's

- 1–2 TL der Teemischung mörsern.
- Mit einer Tasse heißem Wasser überbrühen, 15 Minuten bedeckt ziehen lassen, danach abgießen.
- Dreimal täglich eine Tasse trinken.

Blutwurztinktur

Blutwurztinktur gehört in jede Haus- und Reiseapotheke, um Durchfallerkrankungen rasch und zuverlässig begegnen zu können. Sie hat schon so manchen Urlaub gerettet! Die besten Erfolge erzielt man bei unspezifischem, akutem Durchfall. Bei entzündlichen Darmerkrankungen wie Colitis ulcerosa lindert sie die Symptome und hilft, Cortison einzusparen.

So geht's

- Ein Schraubglas zu etwa einem Drittel mit frisch gesammelten, gut gesäuberten, ganz klein geschnittenen Blutwurzwurzeln füllen. Bis zum Rand mit Alkohol auffüllen.
- Drei Wochen stehen lassen, täglich schütteln, danach abgießen und in Tropfflaschen füllen.
- Bei Bedarf drei- bis fünfmal täglich 20–30 Tropfen in Wasser oder Tee einnehmen, fünf bis maximal sieben Tage lang.

im Oktober frisch geerntete Blutwurzwurzeln
Alkohol (50–60 %)
kleineres Schraubglas, Tropfflaschen

Was wirkt wie?

Blutwurz wirkt gezielt an der Innenseite der geschädigten Darmschleimhaut, vermindert übermäßigen Wasserverlust, wirkt stopfend, austrocknend und entzündungshemmend, schmerz- und krampflindernd und gegen Bakterien, Viren und Pilze (Kolibakterien, Shigellen, Rotaviren).

Variante: zur äußerlichen Anwendung

Blutwurztinktur gerbt, trocknet aus, wirkt keim- und entzündungshemmend, blutstillend und zahnfleischstraffend, lindert Schleimhautentzündungen im Mund- und Rachenraum, leichte oberflächliche Verbrennungen, Sonnenbrand, Fußpilz und ebenso akutentzündliche, nässende Ekzeme. Daher ist sie auch gut äußerlich anwendbar.

Im Zahn-, Mund- und Rachenbereich: als Gurgelmittel 1:5 bis 1:10 mit warmem Wasser verdünnt, als Spülung oder Pinselung unverdünnt

Auf der Haut: 1:5 mit Wasser verdünnt als Kompresse

Bei Fußpilz: Tinktur pur auf die betroffene Stelle tupfen. Der hohe Gerbstoffgehalt trocknet das feuchte Milieu aus, das wirkt pilzhemmend.

Keine Laus über die Leber

Urlaubstage für die Leber

Mein größtes Ziel ist, gesund zu bleiben, das steht vor dem Wieder-Gesundwerden. Deshalb empfehle ich, regelmäßig die inneren Organe zu unterstützen, unter anderem die Leber. Für sie ist ein Fastentag pro Woche – oder immer mal wieder eine Fastenwoche – Entgiftung pur und wie ein Urlaubstag.

Für einen Leber-Fastentag

je 500 g Bio-Äpfel, -Karotten und -Rote Bete
leistungsstarker Entsafter

So geht's

- Morgens als Erstes ein Glas Wasser trinken, am besten möglichst heißes Wasser.
- Äpfel und Gemüse erst direkt vor der Zubereitung waschen. Karotten und Rote Bete mit einem Sparschäler schälen. Alles in Stücke schneiden und entsaften. Die Portionen immer direkt nach dem Zubereiten genießen, damit sie nicht durch Oxidation an Wirkung verlieren.
- Als Frühstück trinken Sie frisch entsafteten Apfelsaft, mittags Rote-Bete- und abends Karottensaft. Auf Wunsch können Sie statt morgens, mittags und abends jeweils ein Einzelgetränk, auch dreimal täglich ein Mischgetränk aus Apfel, Karotte und Rote Bete zubereiten.
- Neben den Säften täglich ausschließlich – aber genügend – heißes, warmes oder kaltes Wasser und dreimal täglich eine Tasse Lebertee (Seite 26) trinken.
- An diesen „Leber-Urlaubstagen" auch den Leberwickel mit Schafgarbe (Seite 27) auflegen, das unterstützt die Entgiftung.

Starke Leber

Bei Fettleber normalisiert regelmäßiges Heil- oder Saftfasten erstaunlich rasch die Leberwerte. Wie gut, dass Leberzellen die stärkste Regenerationskraft im Körper haben. Das war der Sage nach schon bei Prometheus so, dessen Leber immer wieder nachwuchs, obwohl ein Adler täglich davon aß.

Mariendistel-Müsli

Die Samen der Mariendistel sind das beste Lebermittel überhaupt. Sie verbessern die Entgiftungsleistung der Leber, schützen die Leberzellen vor dem Eindringen von Lebergiften und unterstützen die Verdauung. Das Geniale: Sie sind zur Vorbeugung und zur Therapie gut, nebenwirkungsfrei und zur Langzeitanwendung geeignet.

So geht's

- Mariendistelsamen mörsern oder mahlen.
- Mit sämtlichen weiteren Zutaten mischen und genießen.

Eigene Samen ernten

Sie können Mariendistelsamen problemlos in der Apotheke kaufen. Aber warum die attraktive Distelpflanze nicht in den Garten holen und dann die eigenen Samen ernten? Einmal Mariendistel, immer Mariendistel: Sie versamt sich reichlich, so viel können Sie gar nicht ernten! Wie gut, dass auch Schnecken die kleinen Jungpflänzchen mögen.

Für 1 Portion

3 EL Mariendistelsamen
3 EL Haferflocken
2–3 EL Walnüsse oder Sonnenblumenkerne
1 TL frisch geriebener Ingwer
1 Apfel
1 weitere Lieblingsfrucht
1 Becher Joghurt
Mörser oder Kaffeemühle

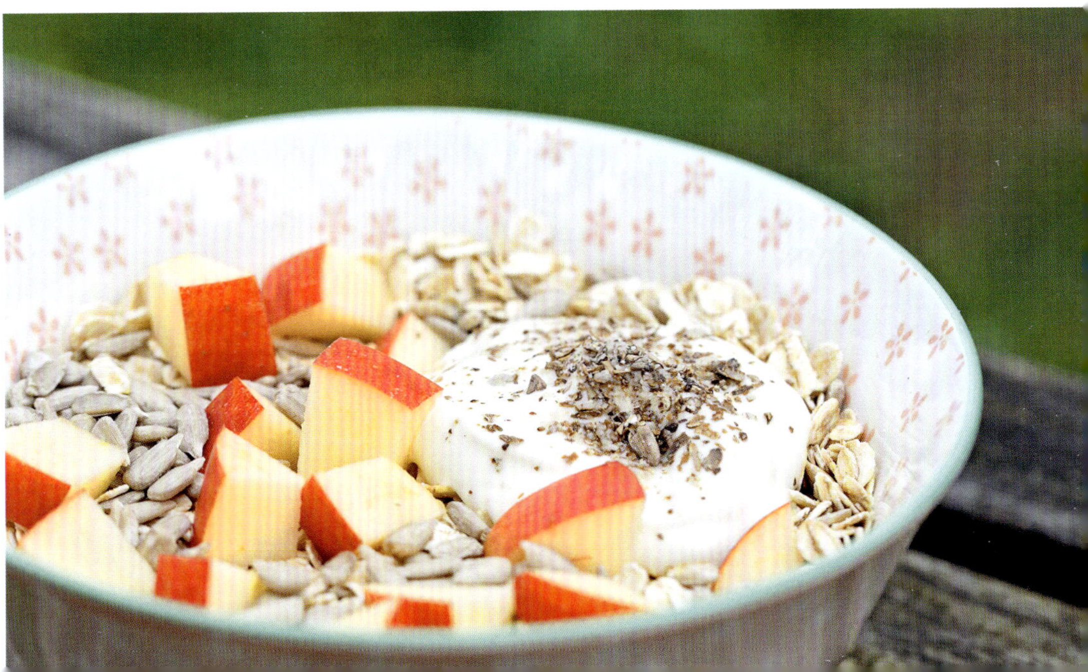

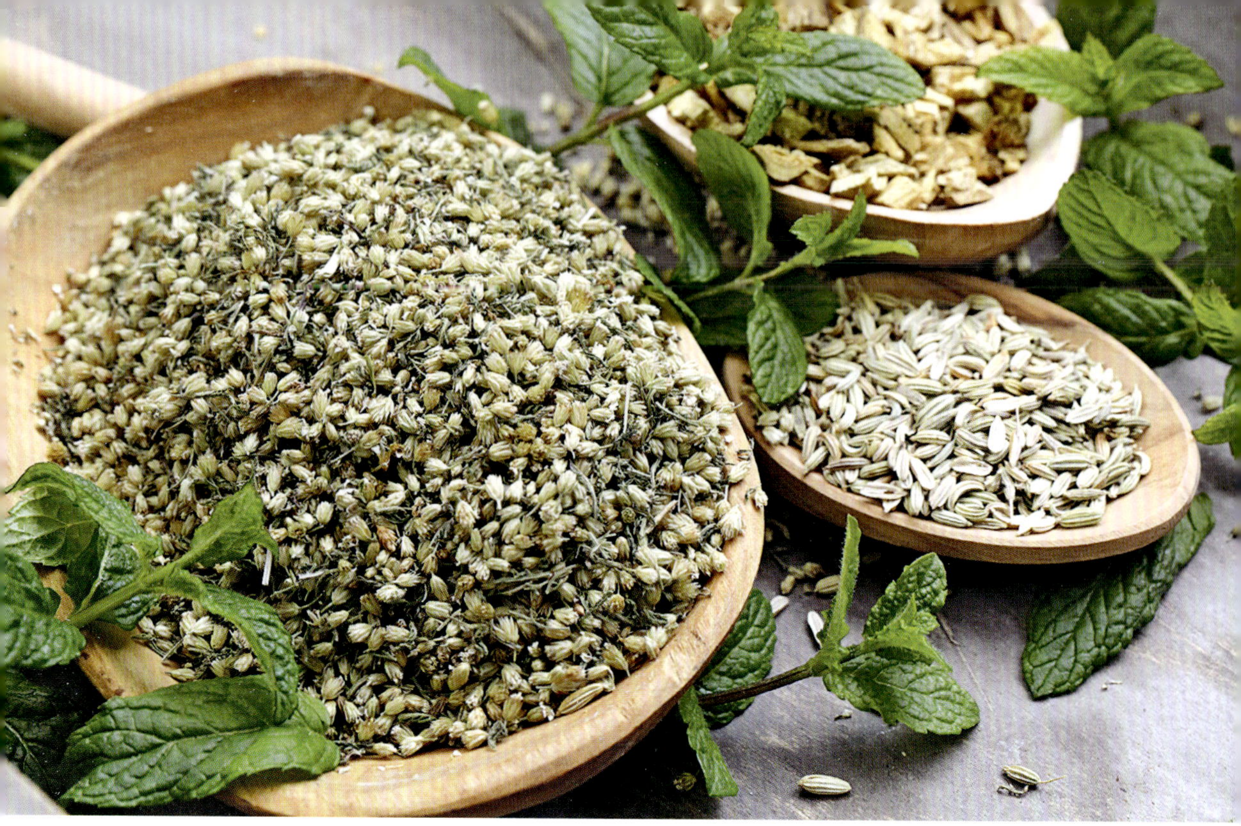

Lebertee

Dies ist ein bewährter, sehr wirksamer Tee aus leberschützenden Pflanzen. Gut finde ich, dass er mit seinen Fenchelsamen und Pfefferminzblättern richtig gut schmeckt. Das bestätigen Teilnehmende meiner Seminare, wenn wir Teemischungen kreieren und testen.

Für eine 100-g-Teemischung

30 g Schafgarbenkraut
20 g Fenchelsamen
20 g Pfefferminzblätter
20 g Süßholzwurzeln
10 g Artischockenblätter
Mörser

So geht's

- Pro Tasse 1 TL der Teemischung mörsern.
- Mit einer Tasse heißem Wasser überbrühen und 15 Minuten bedeckt ziehen lassen, dann abgießen.
- Zwei bis drei Tassen täglich trinken.

Was wirkt wie?

Artischockenblätter, Schafgarbe und Süßholz schützen die Leber hervorragend. Fenchelsamen sind dafür bekannt, Blähungen zu lindern, und Pfefferminze lässt die Galle fließen. All diese wunderbaren Eigenschaften sind in diesem Tee vereint.

Bittere Pflanzen wie Wermut, Engelwurz, Enzian und Co. lassen die Galle fließen und entlasten somit die Leber. Wenn Sie sich auskennen mit Bitterpflanzen, können Sie immer wieder neue Teemischungen kreieren.

Schafgarben-Leberwickel

Ein Klassiker bei Lebererkrankungen, bei Verdauungsstörungen und Entgiftungs- oder Frühjahrskuren: Diesen Leberwickel muss man am eigenen Leib spüren, da müssen alle meine Seminarteilnehmer:innen „durch“ – und sie genießen auch die Ruhe dabei. Die Wirksamkeit eines Leberwickels wurde übrigens wissenschaftlich bestätigt.

So geht's

- Schafgarbenkraut in einer Schüssel mit 500 ml heißem Wasser überbrühen und 10 Minuten bedeckt ziehen lassen.
- Das Innentuch auf Lebergröße falten, aufrollen, auf das Leinentuch als sogenanntes Auswringtuch legen und darin zu einer Rolle einwickeln.
- Die Rolle an den langen Enden halten und die Mitte der Rolle, also der Bereich mit dem Innentuch, in den Schafgarbentee tunken und vollsaugen lassen.
- Die Rolle kräftig auswringen. Je weniger nass das Innentuch ist, desto heißer wird es auf der Leber vertragen und desto besser speichert es die Hitze.
- Jetzt das Auswringtuch rasch entfernen und das Innentuch sogleich über die Leber auf den rechten Oberbauch legen. Achten Sie darauf, dass der Wickel nicht zu heiß ist. Dann das größere Außentuch darüberlegen. Einen langen Wollschal um den Bauchbereich legen und den Wickel damit befestigen.
- Ausruhen und genießen. Auf Wunsch unterstützt eine wenig gefüllte Wärmflasche den Entspannungs- und Wärmeprozess. Nach 15–30 Minuten die feuchten Tücher entfernen.
- Den Wollschal wieder anlegen und mindestens die gleiche Zeit nachruhen.
- Den Leberwickel eine Woche bis drei Wochen lang einmal täglich nach dem Essen anlegen.

Für einen Leberwickel

6 EL Schafgarbenkraut
Wickelset aus drei Tüchern: Innentuch (beispielsweise Geschirrhandtuch), größeres Leinentuch („Auswringtuch“), größeres Außentuch
langer Wollschal, evtl. Wärmflasche

Was wirkt wie?

Der Wickel unterstützt den Stoffwechsel und die Entgiftungsfunktion der Leber. Die Schafgarbe beeinflusst die Leberfunktion positiv und wirkt leberschützend.

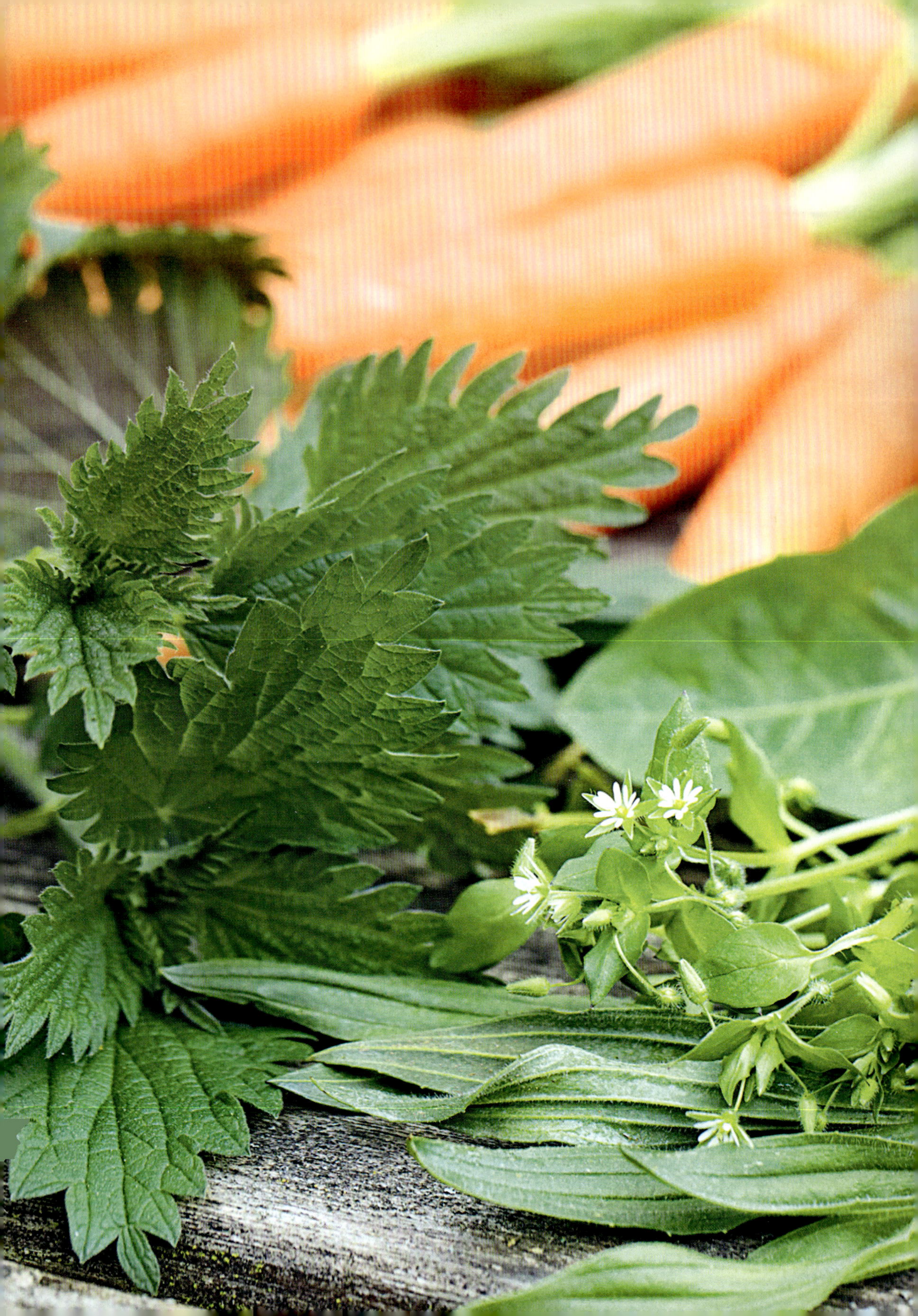

Abwehrbereit

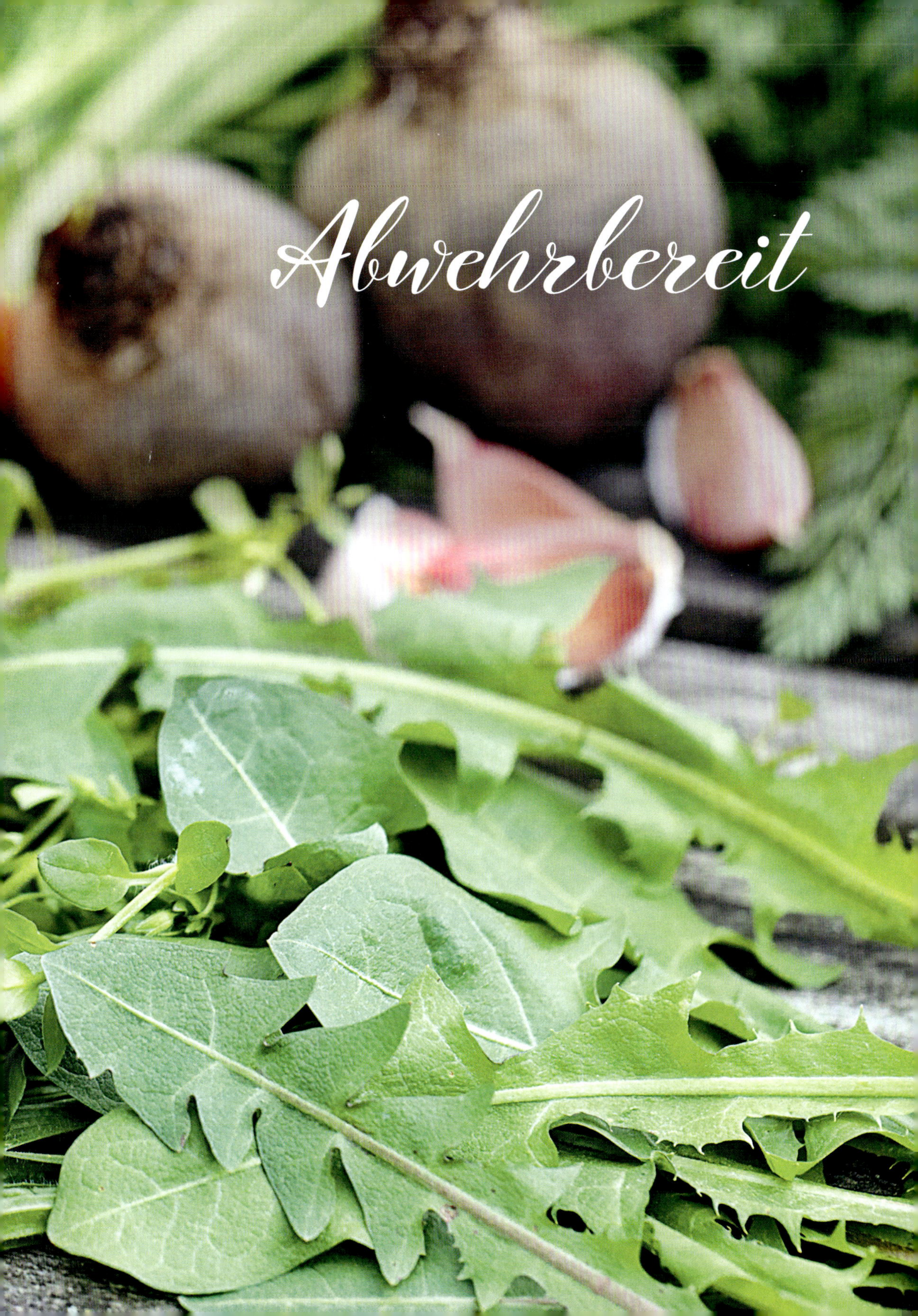

Starkes Immunsystem

Hühnersuppe

Eine Hühnersuppe mit Suppengemüse unterstützt die körpereigene Abwehr, das belegen Studien: Der schluckweise Verzehr heißer Hühnerbrühe lässt die Nasensekrete fließen, Immunzellen schneller an den Ort des Infektionsgeschehens gelangen und unterstützt somit die Ausscheidung von Viren. Sie können sich durch die erhöhte Temperatur weniger schnell vermehren. All das verkürzt die Krankheitsdauer.

Für 2–3 Portionen

1 Bio-Suppenhuhn (1–1,5 kg)
1 Zwiebel
5 Gewürznelken
2 Knoblauchzehen
200 g Lauch
200 g Sellerie
1 Petersilienwurzel
3 Karotten
5 Wacholderbeeren
3 Lorbeerblätter
1 TL schwarze Pfefferkörner
evtl. je 1 EL Rosmarin und Thymian
2 cm großes Stück frischer Ingwer
Salz

So geht's

- Die Zwiebel ungeschält halbieren, mit den Nelken spicken. Knoblauch grob hacken, das restliche Gemüse klein schneiden.
- Zwiebeln in einem Suppentopf ohne Fett hellbraun anrösten, das Huhn zugeben. Mit viel Wasser bedecken, mit der Hälfte des Gemüses und mit den Gewürzen (außer dem Ingwer) langsam zum Kochen bringen. Sanft garen, damit das Eiweiß nicht gerinnt, bevor das entzündungshemmende Cystein in den Sud übergeht. Sobald es kocht, die Hitze reduzieren und 1,5–2,5 Stunden mit halb geöffnetem Deckel ziehen lassen. Bei Bedarf die Trübstoffe mit dem Schaumlöffel herausfiltern.
- Das Huhn ist gar, wenn sich die Knochen leicht vom Fleisch lösen. Das Huhn aus der Brühe nehmen, Gewürze und Gemüse entfernen und die zweite Hälfte Suppengemüse und den klein geschnittenen Ingwer zugeben. 5–10 Minuten köcheln.
- In der Zwischenzeit das etwas erkaltete Huhn enthäuten, Fleisch von den Knochen lösen, in mundgerechte Stücke schneiden und zum Aufwärmen in die Suppe geben. Suppe abschmecken und so heiß wie möglich genießen. Reste können Sie gut einfrieren.

Was wirkt wie?

Zwiebel- und Lauchgemüse wirken schleimhautabschwellend, entzündungs- und keimhemmend, die Gewürze verstärken die entzündungshemmende, schleimlösende und durchblutungsfördernde Wirkung. Das enthaltene Zink unterstützt das Immunsystem und der Eiweißstoff Cystein wirkt entzündungshemmend.

Die Eiweißkollagene der sehnenreichen Hühnerbeine wirken ähnlich wie die Blutdrucksenker „ACE-Hemmer“. ACE (Angiotensin-Converting-Enzym) ist beteiligt an der Herstellung eines Hormons, das die Blutgefäße verengt und so zu hohem Blutdruck führt.

Mädesüß-Oxymel

Oxymel (Sauerhonig) ist eine seit Jahrtausenden bekannte Arzneimischung aus Essig, Honig und Kräutern – und ohne Alkohol, daher geeignet für Kinder, Leber- und Alkoholkranke. Mädesüß wirkt leicht immunstärkend und schmerzlindernd in Erkältungszeiten.

3 Teile Bio-Akazienblütenhonig
1 Teil Bio-Apfelessig
frisches Mädesüßkraut, voll erblüht
mehrere kleine Schraubgläser

So geht's

- Honig und Essig verrühren. Schraubgläser zu ungefähr einem Drittel mit sehr fein geschnittenem Mädesüß (Blüten enthalten mehr Salicin als Kraut!) füllen.
- Mit der Honig-Essig-Mischung bis zum Rand auffüllen. Luftbläschen ausrühren, Deckel schließen.
- Drei Wochen dunkel stehen lassen, dabei regelmäßig schütteln.
- Das Oxymel mitsamt Kräutern einnehmen (oder die Mischung absieben und die Reste in Speisen verwerten): In Erkältungszeiten, bei Kopf- oder Rheumaschmerzen dreimal täglich 1 TL einnehmen, entweder verdünnt in kaltem, warmem oder heißem Wasser oder der Salatsoße zugeben.
- Ein Jahr haltbar.

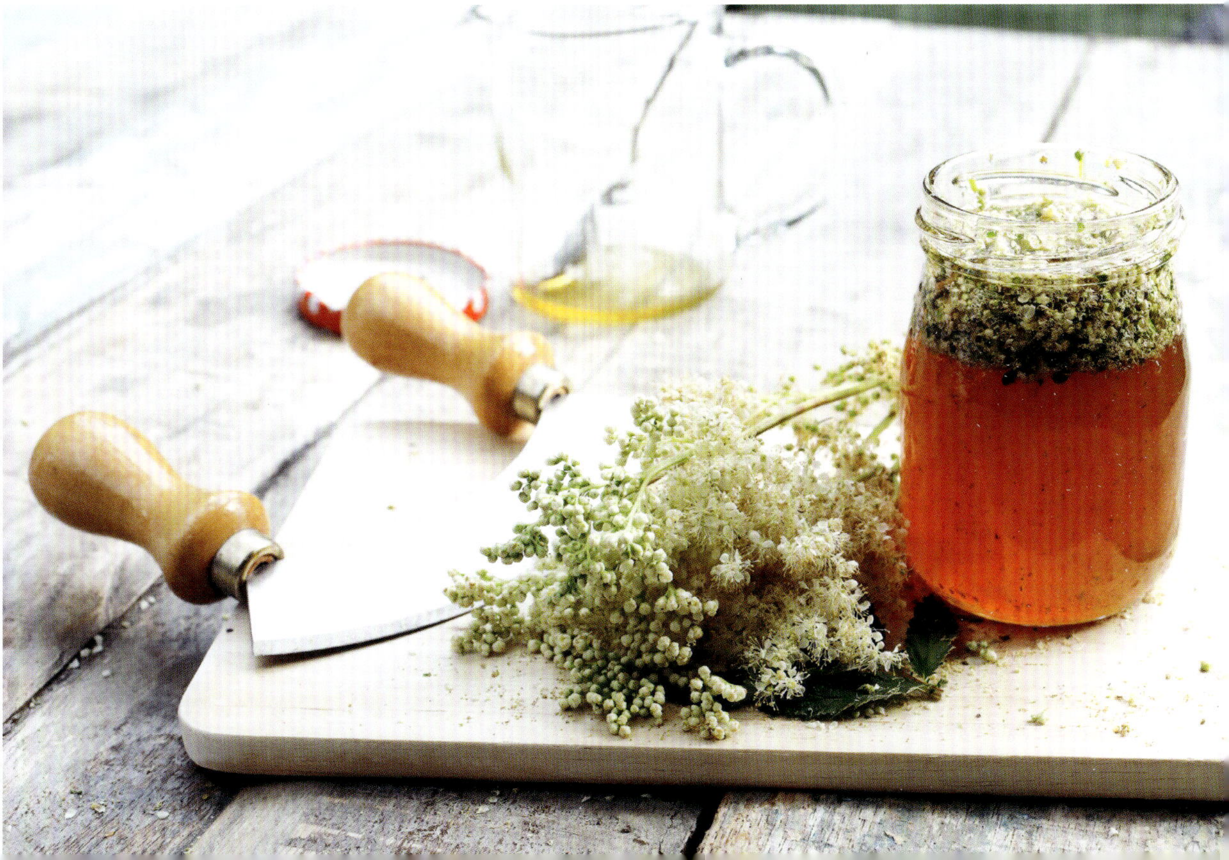

Waldspaziergang-Bad

Dieses Bad stärkt das Immunsystem und wirkt ganz allgemein kräftigend. Es eignet sich zur Stärkung in der Rekonvaleszenz, um wieder zu Kräften zu kommen, außerdem bei Abgespanntheit, Nervosität und innerer Unruhe. Auch nach Waldspaziergängen fühlt man sich gestärkt und erfrischt. Verantwortlich dafür sind die ätherischen Öle der Nadelhölzer mit ihren zahlreichen Monoterpenen.

Für 1 Vollbad

100–150 g frische Nadeln von Nadelbäumen

So geht's

- Die Nadeln mit ca. 2 l Wasser aufkochen und 10–15 Minuten bedeckt ziehen lassen.
- Durch ein Sieb ins warme Badewasser gießen.

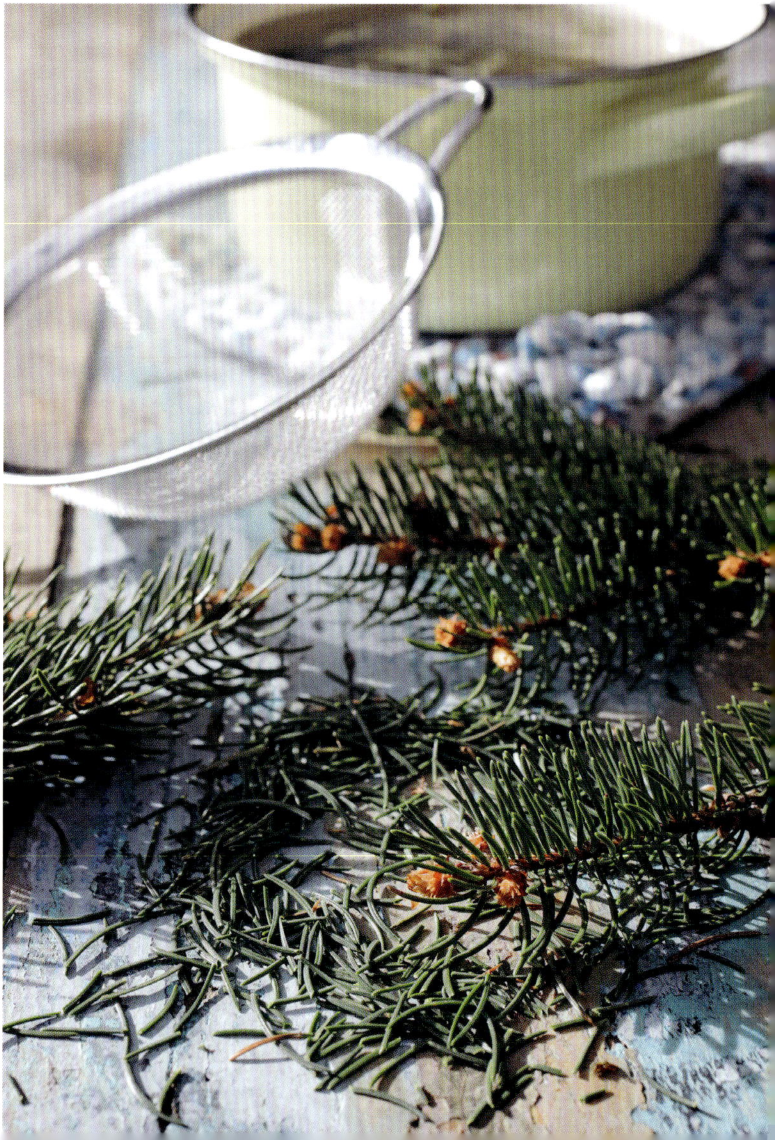

Welche Nadelbäume eignen sich?

Sie können alle Nadelhölzer verwenden. Wichtig ist, dass sie nicht gespritzt sind. Vorsicht also mit dem ausrangierten Weihnachtsbaum! Besonders fein riechen Douglasie und Zirbe, sie können aber munter mischen.

Essig der vier Diebe

Das Rezept geht auf eine Gegebenheit zurück, die sich während der großen Pestepidemie 1630 in Toulouse zugetragen haben soll: Vier Diebe plünderten die Häuser Pestkranker, ohne sich anzustecken. Den gefassten und zum Tode verurteilten Dieben versprach man, sie am Leben zu lassen, wenn sie ihr Geheimnis preisgäben, warum sie sich nicht ansteckten. So gestanden sie, sich mit diesem Essig den Mund ausgespült, sich damit gewaschen und ein paar Löffel täglich eingenommen zu haben.

Für ca. 200 ml

1 TL Thymiankraut
1 TL Salbeiblätter
1 TL Lavendelblüten
1 TL Rosmarinblätter
1 TL klein geschnittener Knoblauch
½ TL Gewürznelken
½ TL Zimtpulver
200 ml naturtrüber Bio-Apfelessig
Schraubglas (250 ml), Tee- oder Kaffeefilter

So geht's

- Alle Zutaten in ein Glas geben und zwei bis drei Wochen ausziehen lassen. Täglich schütteln.
- Dann durch einen Tee- oder Kaffeefilter abgießen und dunkel aufbewahren.
- In Erkältungszeiten zum Schutz vor Ansteckung morgens und abends 1 EL in Wasser einnehmen. Wenn Sie bereits erkältet sind, hilft Ihnen der Essig bei der zügigen Überwindung der Erkältung und schützt vor Komplikationen wie Nasennebenhöhlen-, Mittelohr- oder Lungenentzündung – nehmen Sie in diesem Fall 3–4 EL des Essigs über den Tag verteilt ein.

Was wirkt wie?

Die verwendeten Heilpflanzen wirken gegen zahlreiche Krankheitserreger und setzen dadurch effektiv an der Ursache der Erkältung an. Besonders Knoblauch und Thymian sind bekannt für ihre Wirkung gegen Erkältungsviren, während Salbei das Andocken von Viren an die Rachenschleimhaut verhindert. Außerdem stärken sie das Immunsystem.

Auch mit frischen Kräutern

Wenn Sie lieber frische Kräuter verwenden, nehmen Sie bitte die doppelte Menge.

Abwehrtinktur

Wenn alle um einen herum erkältet sind und man ohnehin etwas anfällig ist, dann hilft diese Tinktur bei der Stärkung des Immunsystems. Die Pflanzen habe ich seit Jahren im Garten, die Tinktur ist fester Bestandteil meiner Hausapotheke. Alle Zutaten werden frisch verwendet.

zu gleichen Teilen, jeweils frisch: Blüten, Stängel und Blätter vom Purpurroten Sonnenhut (*Echinacea purpurea*), Wasserdost und Kapuzinerkresse
Alkohol (50 %)
Schraubglas (500 ml), Tuch oder Kaffeefilter, Tropfflaschen

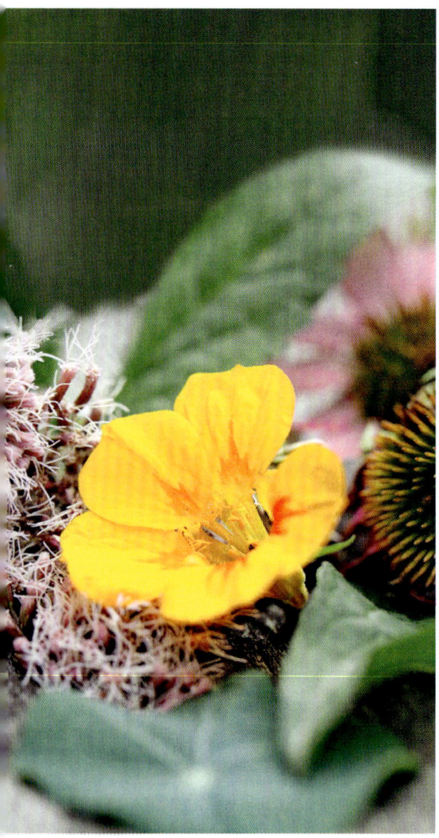

So geht's

- Die Pflanzen klein schneiden. Ein Schraubglas locker damit füllen.
- Mit dem Alkohol auffüllen und zwei bis drei Wochen an einem hellen Ort ausziehen lassen, dabei möglichst täglich schütteln.
- Dann durch ein Tuch oder einen Kaffeefilter in Tropfflaschen abgießen.
- Vorbeugend in Erkältungszeiten dreimal täglich 20 Tropfen pur oder in etwas Wasser einnehmen.
- Bei den ersten Erkältungsanzeichen als „ersten Schlag" 1 EL voll, dann drei- bis fünfmal täglich 1 TL voll schlucken, bei Besserung der Beschwerden die Dosis reduzieren auf dreimal täglich 20 Tropfen bis zum Abklingen der Erkältung.
- Die Tinktur insgesamt nicht länger als sechs Wochen einnehmen.
- Dunkel und kühl aufbewahrt hält die Tinktur mindestens ein Jahr.

Was wirkt wie?

Mit Abwehrpower: Der Wasserdost wird auch als „einheimische Echinacea" bezeichnet und hat ähnlich abwehrstärkende Wirkungen wie die echte Echinacea. Die Kapuzinerkresse mit ihren Senfölen stärkt nicht nur das Immunsystem, sondern wirkt gegen verschiedenste Erkältungserreger sowohl antiviral als auch antibakteriell.

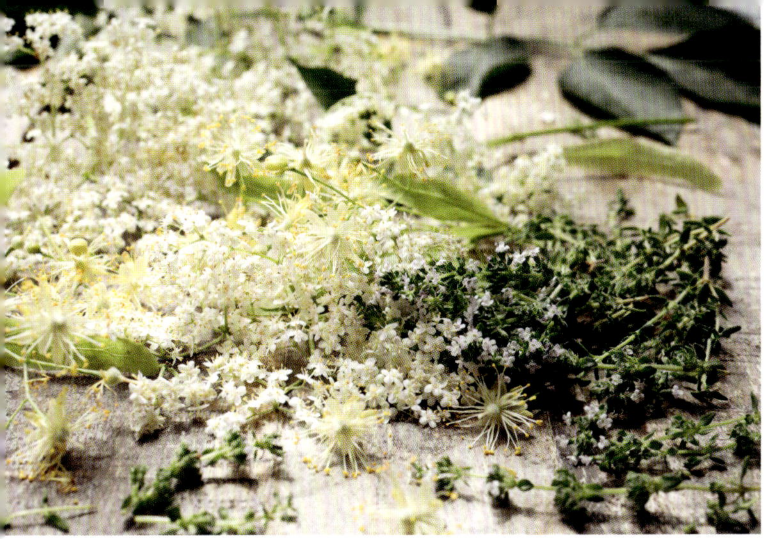

„Immunstark mit Blüten"-Tee

Dass Thymian die Abwehr stärkt, ist bekannt. Aber wer weiß schon, dass auch viele andere Blüten wirksam sind? Diese heilsame Blüten-Teemischung lässt Erkältungsviren keine Chance und schmeckt auch noch.

So geht's

- Pro Tasse 1 TL der Teemischung mörsern.
- Mit einer Tasse heißem Wasser überbrühen und 7 Minuten bedeckt ziehen lassen, abgießen.
- Zwei bis drei Tassen täglich trinken.

Ganz entspannt

Ruhen Sie sich nach dem Teetrinken aus, denn Holunder- und Lindenblüten bringen Sie zum Schwitzen. Sie können auf Wunsch den Tee gerne mit Honig süßen.

Für eine 100-g-Teemischung

30 g Thymiankraut mit -blüten
20 g Holunderblüten
20 g Lindenblüten
20 g Kamillenblüten
10 g Bitterorangenblüten
Mörser

Erkältet!

Sanddorn-Potpourri

Sanddorn – dieser Dornenbusch gehört zu meinen Lieblingspflanzen, weil er uns in Form seiner „Multivitaminkapseln vom Strauch“ mit einem so hohen Vitamin-C-Gehalt beschenkt. Sanddornfrüchte und -saft steigern die Abwehrkräfte bei Erkältungskrankheiten. Das Tolle an diesen Rezepten: Gesundheit kann so gut schmecken!

Sanddorn-Mango-Drink

Für 2 Portionen

1 Mango
50 ml Bio-Sanddornsaft
500 ml Joghurt
1 Prise Vanillezucker
2–3 TL flüssiger Bio-Honig
Mixer

So geht's

- Mango schälen und klein schneiden. Alle Zutaten in den Mixer geben und kräftig mixen.
- Abschmecken und eventuell mehr Honig hineingeben. Falls der Drink zu dickflüssig ist, etwas kaltes Wasser hinzufügen.
- Sie können die Mango übrigens auch gut durch Ihre Lieblingsobstsorten ersetzen, zum Beispiel Bananen, Orangen oder Aroniasaft.

Sanddorn-Eis

Für 2–4 Portionen

2 Eier
300 g Sanddornmus (aus dem Reformhaus oder selbst gemacht, siehe Kasten)
3 EL Birnendicksaft
200 ml Sahne
1 Päckchen Vanillezucker
gehackte Nüsse

So geht's

- Die Eier trennen. Das Sanddornmus – bis auf 2 EL zum Dekorieren – mit zwei Eigelb und Birnendicksaft gut verrühren.
- Die Eiweiß steif schlagen und zusammen mit der steif geschlagenen Sahne und dem Vanillezucker vorsichtig unterheben. Gleich in Glasschalen füllen und in den Gefrierschrank stellen.
- Die Nüsse rösten und abkühlen lassen. Vor dem Servieren das beiseitegestellte Sanddornmus und die Nüsse über das Eis geben.

Sanddornmus selbst gemacht

Sie haben Sanddornbeeren selbst geerntet? Wunderbar! Streichen Sie die rohen, zitronig-sauren Beeren einfach durch ein Sieb und verrühren Sie das Mark mit etwas Honig und einer Prise Vanillezucker. In diesem rohen Zustand bleiben alle wertvollen Vitamine des Sanddorns erhalten. Bewahren Sie das Mus am besten im Eiswürfelbehälter im Gefrierschrank auf, dann können Sie es portionsweise verwenden.

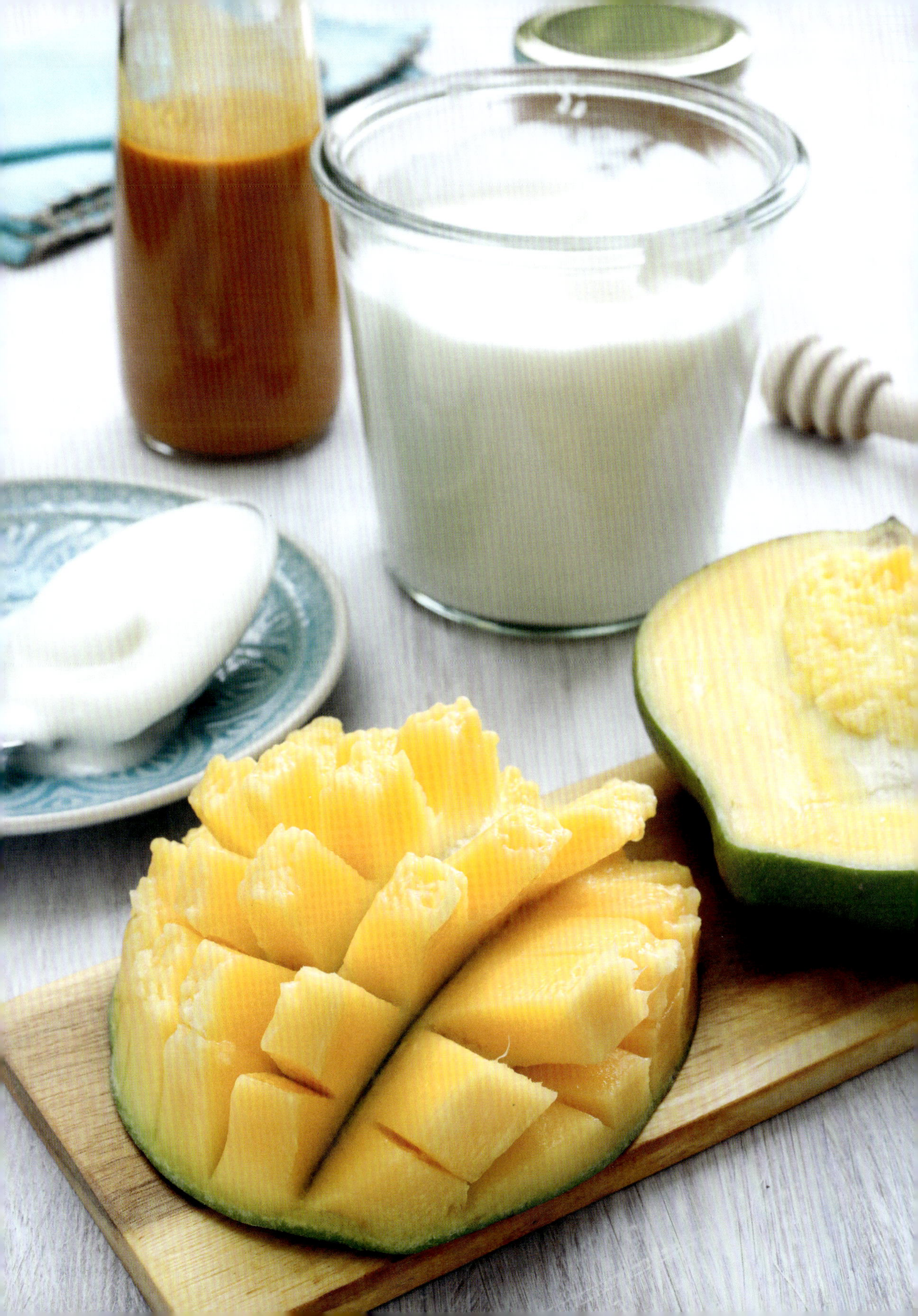

Erkältungsvertreiber Zimtsuppe

Zimtsuppe ist in der Traditionellen Chinesischen Medizin ein bewährtes Mittel gegen Erkältungen, Grippe und Nasennebenhöhlenentzündung. Sie schmeckt super, das Rezept ist einfach und geht schnell und ist deshalb genau das Richtige in stressigen Zeiten. Denn dann erwischen einen Erkältungen besonders gerne.

Für ca. 10 Portionen

1 EL Gewürznelken
1 Zimtstange
5 cm großes Stück frischer Ingwer
2 getrocknete Feigen
Glasflasche (500 ml)

So geht's

- Die Gewürznelken mit der Zimtstange in 250 ml Wasser geben und 10 Minuten sanft köcheln.
- Ingwer klein schneiden und mit den Feigen zugeben. Weitere 10 Minuten köcheln lassen.
- In die Flasche abgießen und im Kühlschrank aufbewahren.
- Von dieser Gewürzsuppe je 2 TL auf eine Tasse heißes Wasser geben und schluckweise trinken. Morgens und abends je eine Tasse trinken.

Schnell parat

Drei bis vier Tage lang hält sich die zubereitete Menge Zimtsuppe im Kühlschrank. Gut für alle, die die Gewürzküche mögen und die in Erkältungszeiten weder Kraft noch Lust für komplizierte Rezepturen haben. Im „Notfall" oder falls etwas übrig bleibt, kann man damit auch Speisen würzen.

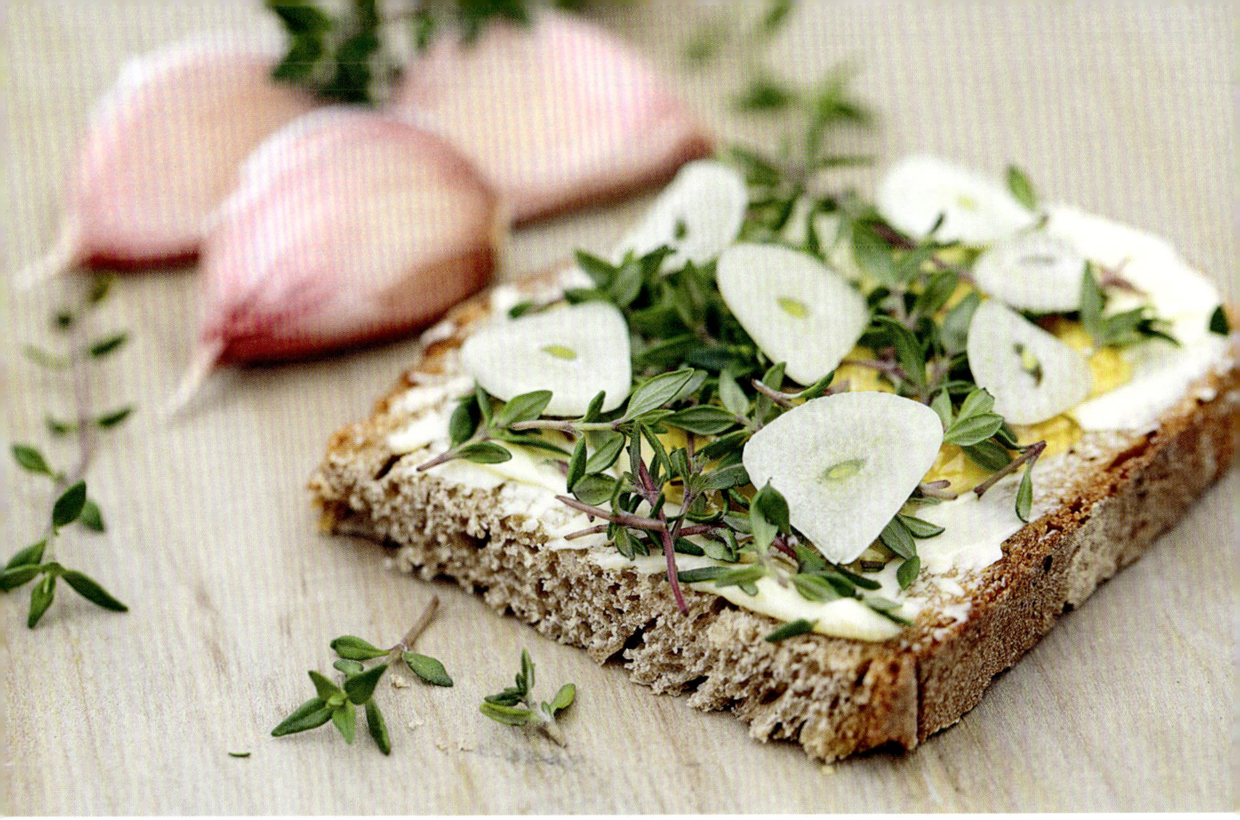

Virenschreck Knofibrot

Dass Knoblauch Viren vertreibt, ist allgemein bekannt. Bei diesem Rezept kommen noch der abwehrstärkende Thymian sowie Honig dazu. Nicht erschrecken, die Kombination schmeckt wirklich!

So geht's

- Das Brot mit Butter und Honig bestreichen, dann dick Thymian darüberstreuen.
- Die halbe Knoblauchzehe in dünne Scheiben schneiden und obenauf legen.
- Dreimal täglich essen. Es schmeckt überraschend gut, ausprobieren lohnt sich!

Für 1 Portion

¼ Brotscheibe
etwas Butter
½ TL Honig
1 TL getrocknetes oder 2 TL frisches Thymiankraut
½ Knoblauchzehe

Auch für Kinder

Dieses alte Hausrezept mögen auch viele Kinder gern. Es ist garantiert ohne Nebenwirkungen.

Schwitztee

Wenn Sie das Gefühl haben, krank zu werden, Ihnen die Glieder schmerzen und Sie sich abgeschlagen fühlen, kann eine Schwitzkur mit Holunder, Linde und Mädesüß das Gröbste abwenden. Durch das Schwitzen wird das Immunsystem angeregt.

Für eine 100-g-Teemischung

50 g Lindenblüten
30 g Holunderblüten
20 g Mädesüßkraut

So geht's

- 2 TL der Mischung mit 200 ml kochendem Wasser übergießen.
- 10 Minuten bedeckt ziehen lassen, dann abseihen.
- Bei den ersten Krankheitszeichen nehmen Sie ein heißes Bad oder machen ein ansteigendes Fußbad und trinken anschließend zwei bis drei Tassen dieses heißen Tees. Bereiten Sie sich noch eine Wärmflasche und gehen Sie, warm eingepackt, ins Bett. So kommen Sie sicher ins Schwitzen.

Bitte beachten

Sollten Sie unter einer Herzkrankheit leiden, dann machen Sie statt des heißen Vollbades bitte ein ansteigendes Fußbad.

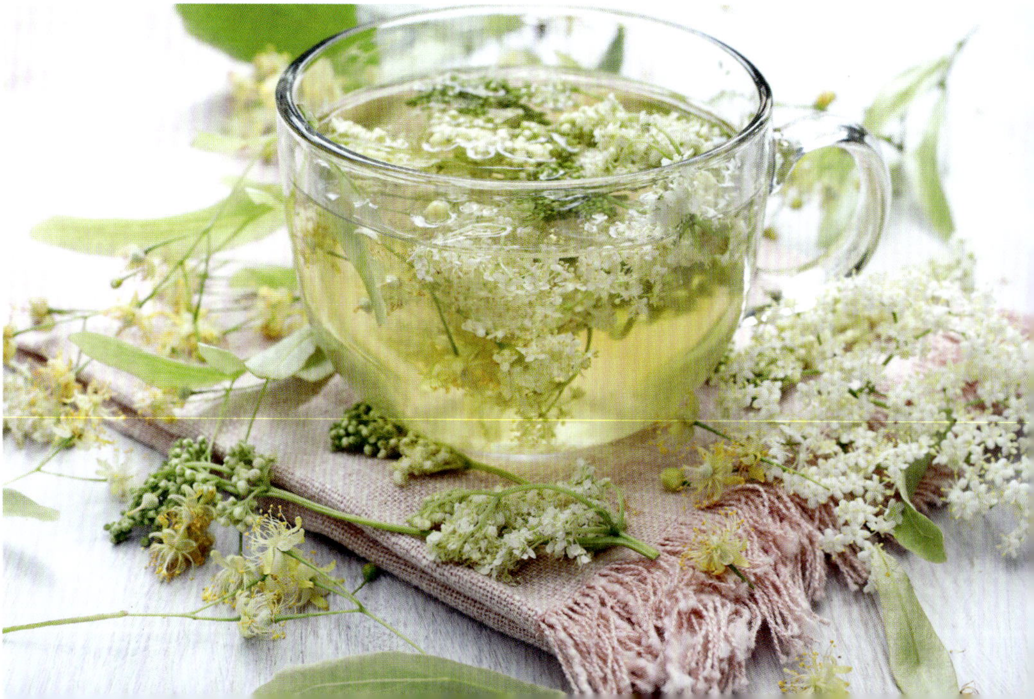

Dreimal Andorn-Hustenmedizin

Es gibt viele traditionelle Rezepturen mit Andorn bei chronischer Bronchitis vor allem älterer, geschwächter, erschöpfter Menschen. Paracelsus nannte das stärkende Brustkraut „Arzt der Lunge".

Andorn-Tee

Für 1 Portion

½ Feige
1 TL Andornkraut

So geht's

- Die Feige klein schneiden. Andorn und Feigenstückchen zusammen mit einer Tasse heißem Wasser übergießen, 7 Minuten bedeckt ziehen lassen, abgießen.
- Zwei- bis dreimal täglich eine Tasse 30 Minuten vor den Mahlzeiten trinken.

Andorn-Honig

Für 250 ml

2 EL Andornblätter
1 EL Ysopblätter
2 EL klein geschnittener frischer Ingwer
250 ml Honig

So geht's

- Kräuter und Ingwer in den Honig einrühren.
- Zwei Wochen ziehen lassen, dann abfiltern.
- Drei- bis fünfmal täglich je 1 TL Andornhonig in Hustentee einnehmen.

Andorn-Weinsuppe nach Hildegard von Bingen

Für 1 Portion

2–3 EL Andornkraut
250 ml Weißwein
3 EL Sahne

So geht's

- Andorn in 250 ml Wasser 5 Minuten köcheln, dann abgießen.
- Weißwein und Sahne zufügen, nochmals kurz aufkochen und genießen.

Was wirkt wie?

Die gute Wirkung des Andorns erklärt sich durch seine gelungene Kombination wirksamer Bitterstoffe, Saponine und ätherischer Öle. Andorn löst verhockten Husten, entkrampft die Atemwege, wirkt leicht fiebersenkend, abwehrstärkend und gegen Atemwegserreger.

Thymian-Erkältungsbalsam

Dieser Balsam ist ein Universalmittel bei Erkältungen: Wenn sich der Schleim in den Bronchien nicht lösen möchte oder bei Schnupfen und Nasennebenhöhlenentzündung ist er eine Wohltat.

Für 100 g

8 g getrocknetes Thymiankraut oder 20 g frisches blühendes Thymiankraut
80 ml Olivenöl
8 g gelbes Bienenwachs
6 Tropfen ätherisches Thymianöl, und zwar für Erwachsene: Thymian ct thymol (kräftig), für Kinder ab einem Jahr: Thymian ct linalool (mild)
2 hitzebeständige Bechergläser (250 ml), Thermometer, Glasrührstab, Tuch, feines Sieb oder Tuch, Salbendose (100 ml), Küchenkrepp

So geht's

- Thymian und Olivenöl im Becherglas im Wasserbad auf 40 °C erwärmen und etwa 20 Minuten ausziehen, dabei immer wieder mit dem Glasrührstab rühren.
- Aus dem Wasserbad nehmen, mit einem Tuch abdecken und über Nacht stehen lassen.
- Am nächsten Morgen wieder auf ca. 40 °C erhitzen.
- Dann durch ein Tuch oder ganz feines Sieb in ein anderes Becherglas abgießen und mit dem Bienenwachs zusammen erneut ins Wasserbad geben, bis sich das Wachs aufgelöst hat. Das Bienenwachs schmilzt bei 60 °C, daher die Temperatur nun erhöhen. Alles gut verrühren.
- Aus dem Wasserbad nehmen, das Thymianöl hineintropfen und unterrühren.
- Zügig in die Salbendose gießen, mit Küchenkrepp abdecken und erkalten lassen. Erst dann den Deckel aufschrauben.
- Bei verschleimten Bronchien morgens und abends auf die Brust und zwischen die Schulterblätter reiben. Bei Schnupfen oder Nasennebenhöhlenentzündung die Nasenflügel einreiben.

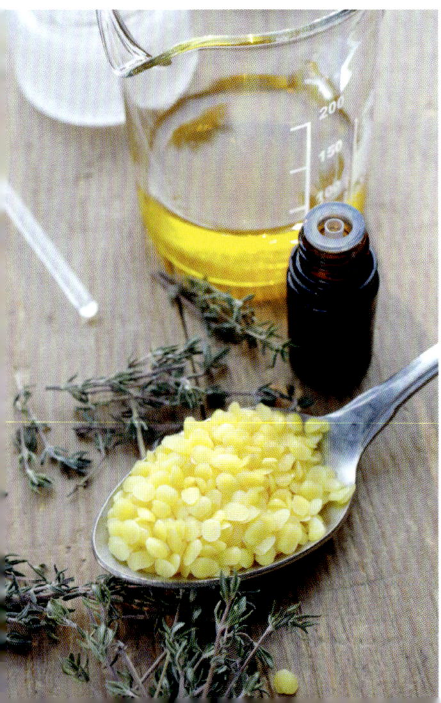

Was wirkt wie?

Thymian ist nicht gleich Thymian! Obwohl es sich botanisch um die gleiche Pflanze handelt, riecht er manchmal typisch nach Thymian und manchmal blumig oder fruchtig. „Typisch Thymian" wird durch die Verbindung Thymol verursacht, sie ist stark antiviral, antibakteriell und antimykotisch wirksam, aber auch etwas hautreizend in der äußerlichen Anwendung. Deshalb verwendet man für Kinder ein milderes ätherisches Thymianöl, das leicht nach Zitrone riecht. Hier steht Linalool im Vordergrund, es ist sanft zur Haut und trotzdem gut wirksam.

Meerrettich-Nackenauflage

Diese Anwendung hilft bei hartnäckigem Schnupfen oder wenn sich der Schleim in den Nebenhöhlen nicht lösen will. Über die Reizung der Nerven, die aus der Halswirbelsäule austreten und die Nasenregion versorgen, wird eine Verflüssigung des Schleims angeregt. Das klingt kompliziert, funktioniert aber.

So geht's

- Den Meerrettich schälen und die Menge für 1 EL fein reiben.
- Das Papiertaschentuch auffalten, auf einen Teller legen und den geriebenen Meerrettich in die Mitte geben. Alle Seiten zur Mitte hin einschlagen.
- Mit der einlagigen Seite auf die Mitte der Halswirbelsäule (vierter Halswirbel) legen und 5–10 Minuten liegen lassen. Bereits nach kurzer Zeit kann ein intensives Brennen zu spüren sein, das ist normal.
- Die Auflage entfernen und mit dem zweiten Taschentuch den Meerrettichsaft von der Haut abwischen.
- Die Anwendung einmal täglich über fünf Tage durchführen.

Für 1 Portion

1 Stück frische Meerrettichwurzel
Reibe, 2 Papiertaschentücher

Was wirkt wie?

Die Stoffe, die eine solch heftige Reaktion hervorrufen, werden als Senföle bezeichnet. Sie finden sich in allen Kreuzblütlern in unterschiedlicher Menge: Im Meerrettich ist reichlich vorhanden, genauso im Senf, während in Brokkoli oder Blumenkohl nur wenig davon zu schmecken ist. Innerlich eingenommen wirken sie verdauungsfördernd und antiinfektiv.

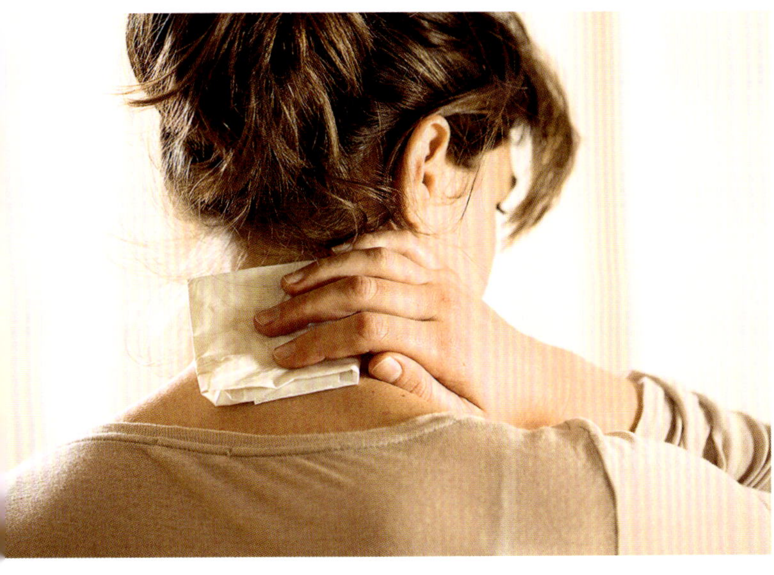

Thymian-Heilhonig

Dies ist ein sehr einfaches, aber äußerst wirksames Rezept bei Husten, das medizinisch und kulinarisch verwendet werden kann. Hat niemand mehr Husten, macht sich Thymianhonig nämlich auch gut auf Käse oder Desserts, beispielsweise auf gebackenen Bananen.

Für 500 ml

50 g Thymiankraut
1 Glas (500 ml) Bio-Akazienblütenhonig
feines Sieb

So geht's

- Den Thymian im Honig gut vermengen.
- Zwei Wochen an einem warmen Ort ausziehen lassen, dabei das Honigglas täglich umdrehen, damit die Pflanzenteile stets vom Honig bedeckt sind.
- Dann durch ein feines Sieb abträufeln lassen.
- Teelöffelweise in den Hustentee geben oder pur einnehmen.

Variante: Thymianhonig-Mundspülung

Für eine Mundspülung, die man im Rahmen einer Krebstherapie einsetzen kann, 20 ml Thymianhonig in 100 ml Wasser lösen. Diese einfache Rezeptur lindert laut einer klinischen Studie die quälende Mundtrockenheit, wie sie häufig als Nebenwirkung einer Strahlen- oder Chemotherapie bei Kopf- und Halstumoren auftritt. Dabei besserten sich der Schweregrad der Mundtrockenheit, die damit verbundenen Schmerzen, Geschmacks- und Schluckstörungen, Infektionen und Entzündungen. Die Mundspülung nach Rücksprache mit Arzt oder Ärztin direkt vor und nach der Bestrahlung anwenden.

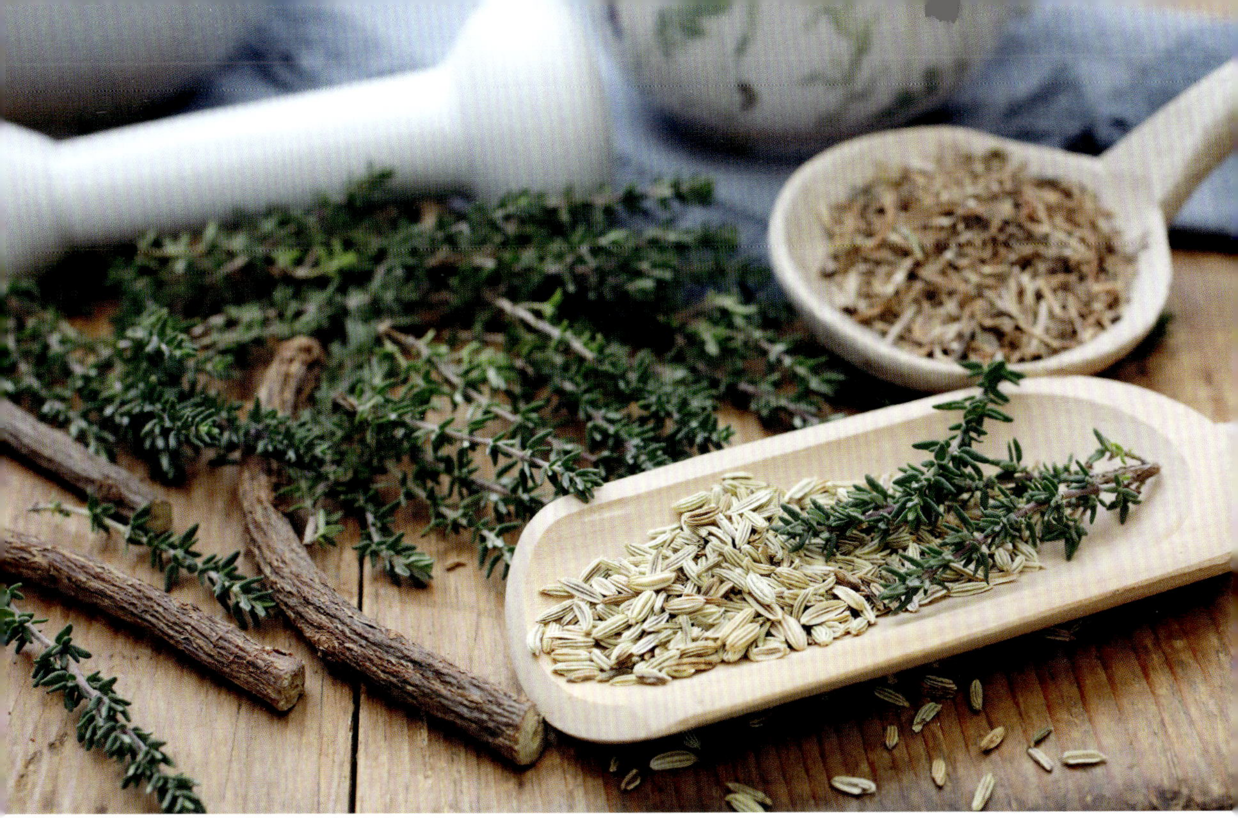

Bronchitis-Tee

Bei einer richtigen Bronchitis rasselt es in der Brust: Der verschleimte Husten quält und schmerzt. Jetzt brauchen Sie Heilpflanzen, die auswurffördernd, krampflösend und entzündungshemmend wirken, die den festen Bronchialschleim verflüssigen und so das Abhusten erleichtern. Gut, wenn Sie diese Mischung für die Hustenzeit vorrätig haben.

So geht's

- Pro Portion 1 TL der Teemischung mörsern.
- Mit einer Tasse heißem Wasser überbrühen und bedeckt 10 Minuten ziehen lassen, danach abgießen.
- Dreimal täglich eine Tasse trinken, gerne mit Honig gesüßt.

Für eine 100-g-Teemischung

25 g Thymiankraut
25 g Fenchelsamen
25 g Süßholzwurzeln
25 g Schlüsselblumenwurzeln
Mörser

Reizhusten und verschleimter Husten

Husten und Husten ist nicht dasselbe. Die Differenzierung zwischen einem unproduktiven Reizhusten, also einem trockenen Husten ohne Schleimbildung, und einem produktiven Husten mit Schleimbildung, einer Bronchitis, ist wichtig. Denn die Therapie ist eine grundsätzlich andere, und Heilpflanzen wirken nur dann richtig, wenn sie korrekt eingesetzt werden.

Reizhustentee

Ein verschleimter Husten wird anders behandelt als ein Reizhusten. Bei trockenem Reizhusten braucht man Heilpflanzen mit Schleimstoffen, die die wunde Schleimhaut mit ihren reizmildernden Pflanzenschleimen schützend benetzen. Die Teezubereitung in diesem Rezept ist ein Kaltauszug – einfacher geht's nicht!

Für eine 100-g-Teemischung

35 g Huflattichblätter
35 g Spitzwegerichblätter
10 g Isländisch Moos
10 g Malvenblüten
10 g Süßholzwurzeln
Mörser

So geht's

- Pro Portion 1 TL der Teemischung mörsern. Mit einer Tasse kaltem Wasser ansetzen, 1–2 Stunden ziehen lassen, abgießen.
- Dreimal täglich eine Tasse schluckweise trinken. Den Tee immer frisch zubereiten und nicht auf dem Herd erwärmen (mehr dazu im Kasten).

Kalt wird warm

Dieser Tee wird kalt zubereitet, weil heißes Wasser die wirksamen Schleimstoffe zerstören bzw. abbauen würde. Aber wer mag schon kalten Tee trinken, gerade bei einer Erkältung! Doch weil es bei diesem Tee darum geht, den Hustenreiz zu lindern und dass sich die Schleimstoffe bei jedem Schluck auf die wunde Rachenschleimhaut legen, trinkt man den Tee einfach langsam, Schluck für Schluck – so wird jeder Schluck automatisch im Mund angewärmt. Bitte solch einen Tee nicht länger als 4–5 Stunden aufbewahren; Pflanzenschleime könnten sonst zu schimmeln beginnen.

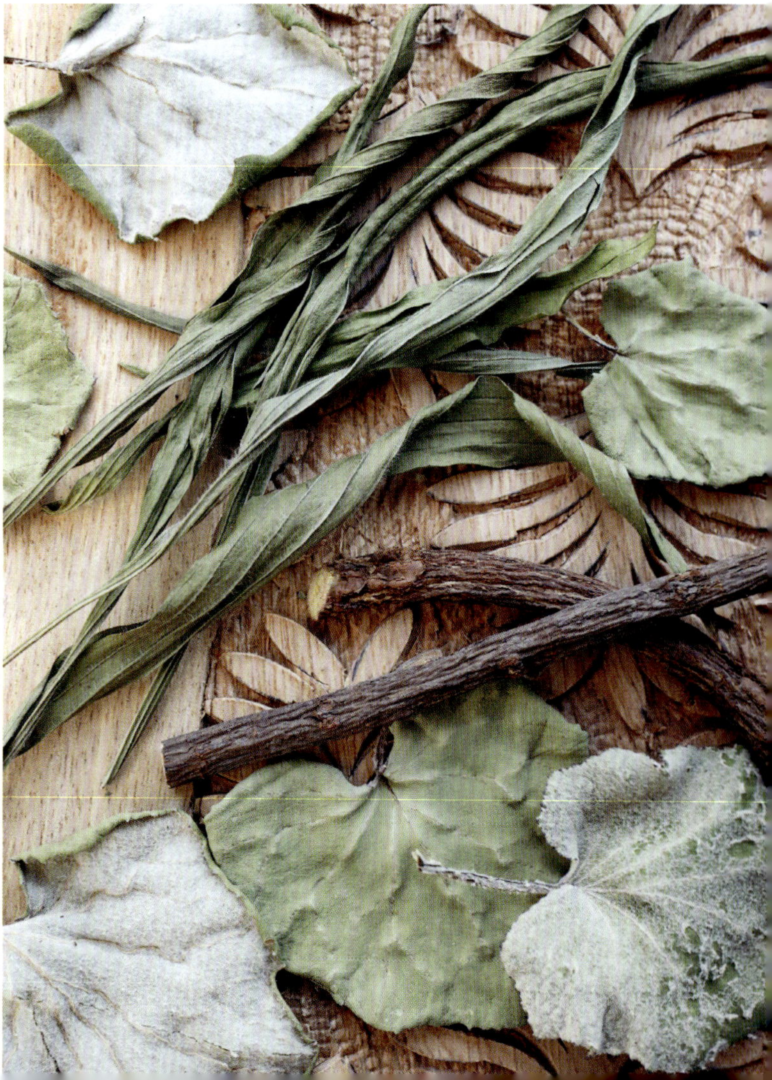

Erdkammersirup

Bei diesem aufwendigen Rezept dreht sich alles um den Spitzwegerich, der eine ganz große Hustenpflanze ist. Der Sirup wird im Juni in Erde ein- und im September wieder ausgebuddelt – passend für die Hustensaison. Diese traditionelle, schonende Herstellung erhält die hustenreizlindernden und antibakteriellen Wirkstoffe besonders gut.

frische Spitzwegerichblätter
flüssiger Honig
Einmachglas mit Bügelverschluss, Glasflaschen
Spaten oder Schaufel

So geht's

- Bei trockenem Wetter frische und saubere Spitzwegerichblätter sammeln, etwas klein zupfen und in ein sauberes Einmachglas füllen. Es sollte locker gefüllt sein.
- Das Glas mit dem Honig auffüllen.
- 3–4 Stunden stehen lassen, bis sich alles setzt, und abermals bis zum Rand mit Honig auffüllen.
- Ein etwa 50 cm tiefes Loch in die Erde graben und das Glas darin versenken, rundum mit Erde auffüllen und die Stelle markieren.
- Nach 3 Monaten wird der Sirup ausgegraben, durch ein Sieb gepresst, in Flaschen abgefüllt und kühl aufbewahrt. Er hält sich etwa sechs Monate.
- Bei Husten nach Bedarf teelöffelweise einnehmen.

Was wirkt wie?

Im frischen Spitzwegerich ist ein sehr empfindlicher Inhaltsstoff enthalten, der in seiner Wirksamkeit von Experten mit Penicillin verglichen wird: Aucubin. Dieser Wirkstoff ist hitzeempfindlich und zerfällt beim Trocknen. Möchte man die volle Wirkung des Spitzwegerichs nutzen, dann ist der Erdkammersirup optimal. Was auf den ersten Blick veraltet und sehr aufwendig erscheint, ist eine gut durchdachte traditionelle Rezeptur.

Keine Grippe bitte

Grippeschutz mit Zistrosentee

Bei Viren können Antibiotika nichts ausrichten. Zistrose verhindert jedoch mit ihren Gerbstoffen (Polyphenolen), dass sich Viren an der Zelle festsetzen können – und somit vermehren sie sich auch nicht. Wirklich ein genialer vorbeugender Grippeschutz.

Für 1 Portion

1 EL Zistrosenblätter

So geht's

- Die Zistrosenblätter mit einer Tasse heißem Wasser überbrühen. 10 Minuten bedeckt ziehen lassen und abgießen.
- Den Zistrosentee für Spülungen bzw. Gurgellösungen verwenden. Drei- bis fünfmal täglich vorbeugend 1–2 Minuten damit gurgeln – oder auch häufiger, wenn die Grippe umgeht.
- Wichtig: Den Tee trinken, reicht nicht aus! Damit die Viren nicht an der Rachenschleimhaut andocken und uns krank machen können, ist der längere „Kontakt" des Tees durch Gurgeln oder Mundspülen nötig.

Noch mehr Zistrose

Honigmedizin mit Zistrosenpulver: Bei einer Erkältung Zistrosenblätter pulverisieren (immer nur bei Bedarf und kleine Mengen, beim Lagern des Pulvers bauen sich die Wirkstoffe ab) und mehrmals täglich, das heißt zehn bis 30 Mal, eine Messerspitze Pulver auf 1/3 TL Honig geben und im Mund zergehen lassen.

Zistrosen-Mundspray: 20 g zerkleinerte Zistrosenblätter in 50 ml Korn (40 %) drei Wochen lang ausziehen lassen, abfiltern und mit 100 ml Hamameliswasser (Hydrolat) vermengen. In eine Sprayflasche abfüllen und in der Grippe- und Erkältungszeit den Mund- und Rachenraum mehrmals täglich damit besprühen.

Zistrosen-Antiviren-Grippetee: 50 g Zistrosenkraut, 20 g Süßholzwurzel, 20 g Thymiankraut und 10 g Sternanis mischen (alle vier wirken antiviral). Pro Anwendung 1 EL der Teemischung kräftig mörsern und mit 250 ml heißem Wasser überbrühen. Bedeckt 10 Minuten ziehen lassen, abgießen. Schluckweise und so heiß wie möglich trinken, auf Wunsch mit Honig süßen.

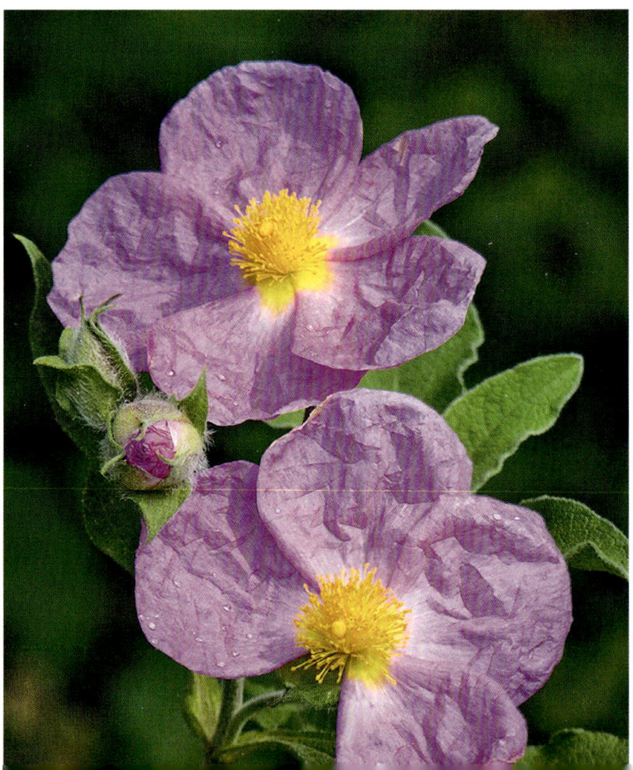

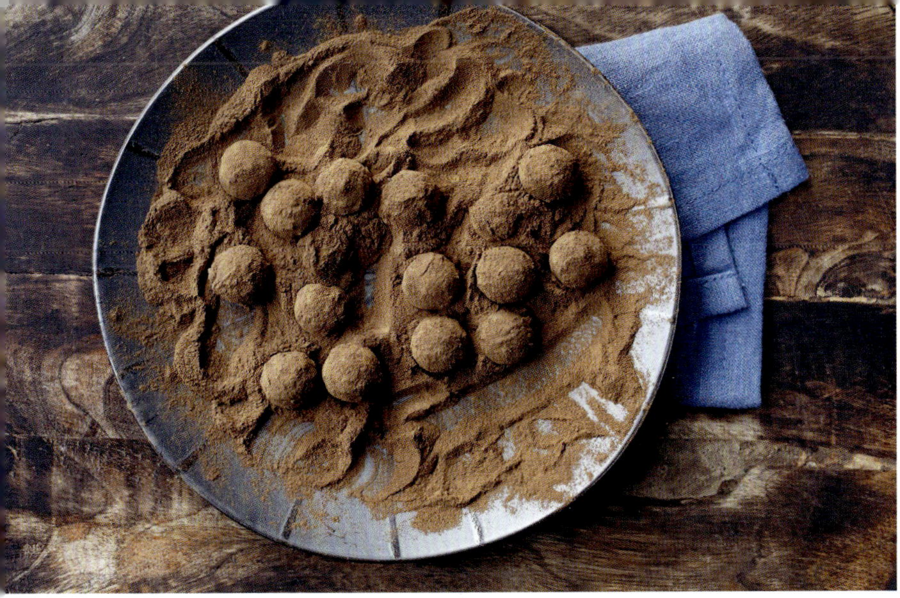

Andorn-Hustenpillen

Dies ist ein altes Rezept von 1140 aus der Medizinschule von Salerno (Schola Medica Salernitana), eine der ältesten Universitäten Europas. Die Hustenpillen lösen verschleimten Husten, befreien und entkrampfen die Atemwege und lassen Bronchitis gut abheilen.

Für 40–50 Pillen

30 g Andornpulver
150 g Süßholzpulver
300 g cremiger, also eher fester Bio-Honig

So geht's

- Das Andornpulver mit 90 g Süßholzpulver mischen und zuerst wenig Honig einkneten. Nach und nach mehr Honig hinzufügen, bis sich eine festere Masse – wie ein Teig – bildet und sich zu einer schmalen dünnen Rolle formen lässt.
- Diese Rolle in erbsengroße Stückchen schneiden und zwischen den Händen zu Pillen rollen.
- Einen Teller nach und nach mit dem restlichen Süßholzpulver ausstreuen, darin die Pillen hin- und herrollen, bis sie gänzlich bepudert sind und nicht mehr aneinanderkleben
- Trocknen lassen. Nach ein bis zwei Tagen in ein Glasgefäß abfüllen.
- Bei Bronchitis oder Asthma mehrmals täglich eine Hustenpille einnehmen.

Variante: Zistrosenpillen

Dieses Rezept zur Grippe- und Erkältungsprophylaxe habe ich nach dem Muster der Andorn-Hustenpillen entwickelt. Sie brauchen 50 g Zistrosenpulver, 150 g Süßholzpulver und 300 g Bio-Honig. Zubereitung und Anwendung erfolgen wie bei den Andornpillen.

Pillenmedizin

Heilkräuter und Honig – nichts sonst ist in diesen selbst hergestellten Pillen. Wichtig für die Herstellung ist, dass die Pflanzen zu wirklich feinstem Pulver zerkleinert werden. Daher entweder das Pulver kaufen oder die Pflanzenteile mit einer Kaffeemühle mahlen und durchsieben.

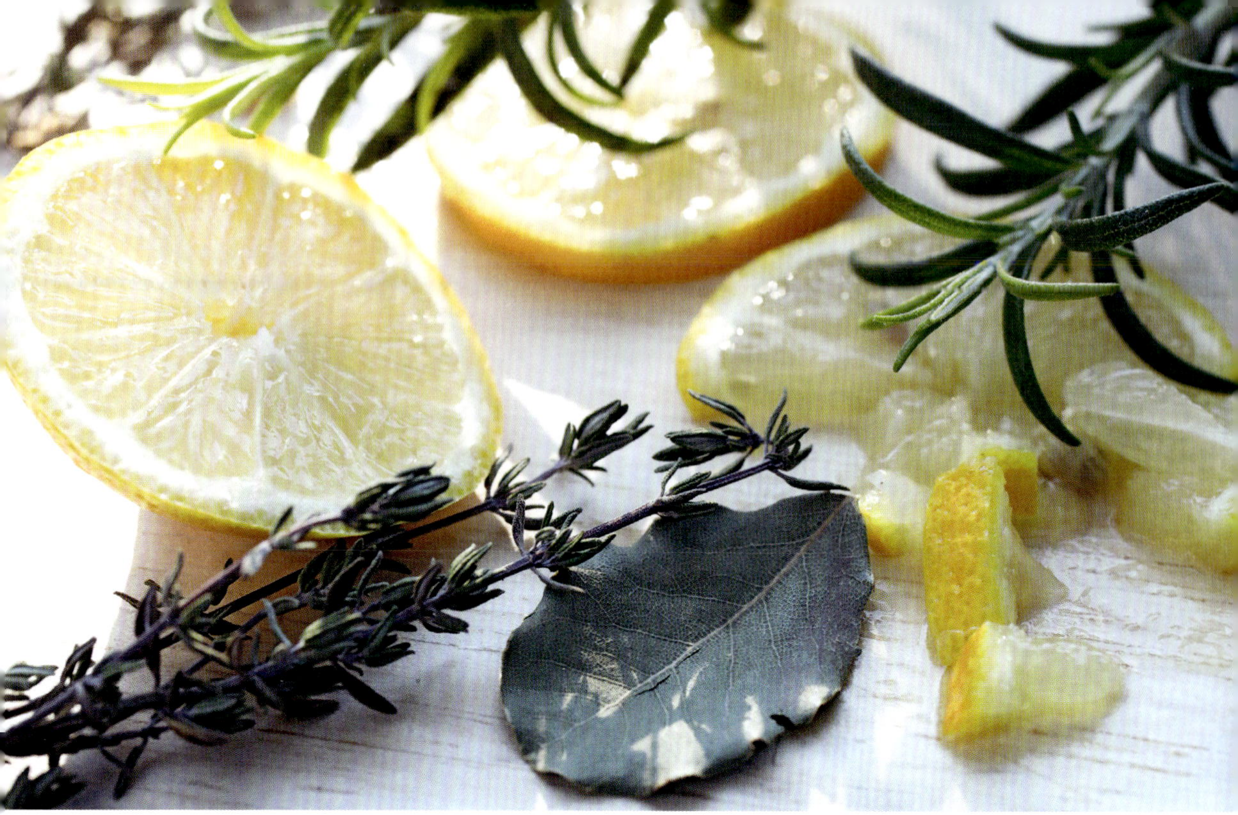

Mediterrane Teemischung

Diese sehr würzige Mischung punktet mit mediterranen Gewürzen, die Sie mit Sicherheit im Gewürzschrank haben oder vielleicht sogar im sommerlichen Garten. Der Tee eignet sich zur Vorbeugung, aber auch, wenn Sie die Erkältung bereits erwischt hat.

Für 1 Portion

1 kleines Lorbeerblatt
2 Scheiben Bio-Zitrone mit Schale, ca. 2 mm dick
½ TL getrocknetes oder 1 TL frisches Thymiankraut
½ TL getrocknete oder 1 TL frische Rosmarinblätter

So geht's

- Das Lorbeerblatt klein brechen, die Zitrone klein schneiden. Alle Zutaten mit 250 ml kochendem Wasser übergießen und 8 Minuten bedeckt ziehen lassen. Immer wieder umrühren, dann durch ein Teesieb abgießen.
- Trinken Sie davon mehrere Tassen am Tag, gern mit Honig gesüßt. Den Tee stets frisch zubereiten.

Was wirkt wie?

Der Tee mit seinen aromatischen Kräutern wirkt gegen verschiedenste Krankheitserreger, seien es Bakterien oder Viren. Außerdem wirkt er schleimlösend und abwehrstärkend.

Grippetee für die Zeit danach

Grippe ist, im Gegensatz zu einer Erkältung, eine ernste und heftige Erkrankung. Da verlangt Ihr Körper in der akuten Phase nach Bettruhe und einem Erkältungstee mit Mädesüß-, Holunder- und Lindenblüten. Zur Nachbehandlung brauchen Sie mehrere Wochen Schonung – und während dieser Zeit einen richtig guten Heiltee, der Ihnen beim Gesundwerden hilft.

So geht's

- Pro Portion 1 TL der Kräutermischung mit einer Tasse heißem, nicht mehr kochendem Wasser übergießen, 10 Minuten bedeckt ziehen lassen. Sie können etwas Ingwer zugeben, der wärmt und stärkt.
- Die Kondenstropfen vom Deckel in die Tasse abtropfen lassen und den Tee über ein Sieb abgießen.
- Fünf bis sechs Wochen lang dreimal täglich so heiß wie möglich genießen, auf Wunsch mit Honig gesüßt.

Für eine 100-g-Teemischung

40 g Weißdornblätter mit -blüten
20 g Rosmarinblätter
20 g Melissenblätter
20 g geschnittene Pomeranzenschalen
evtl. 1-Euro-große Scheibe frischer Ingwer

Was wirkt wie?

Bei einer echten Grippe ist immer das Herz mit belastet. Unterstützen Sie es mit dem herzstärkenden Weißdorn, um einer Herzmuskelschwäche vorzubeugen. Bitterstoffe (aus der Pomeranzenschale und dem Ingwer) stärken Ihren erschöpften Körper und unterstützen zusätzlich das Immunsystem und die Herzdurchblutung. Rosmarin kräftigt und bringt Sie wieder auf die Beine.

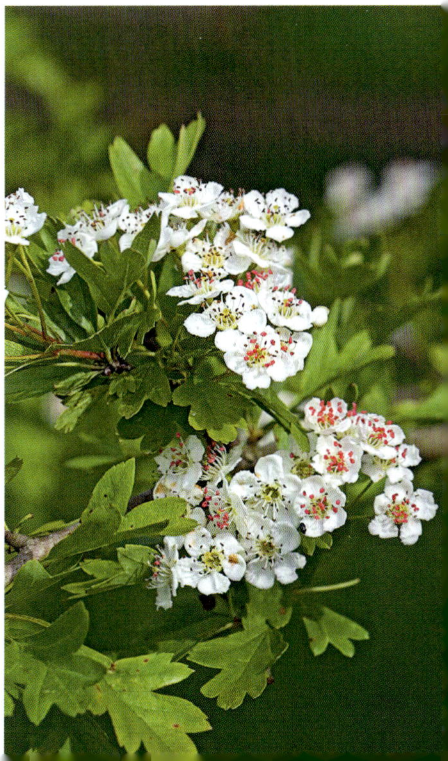

Frühjahrskur

Klassischer Entschlackungstee

Schon zu Beginn meiner Tätigkeit als Heilpraktikerin entwickelte ich diese Teemischung, die ich noch heute meinen Patienten gern im Frühjahr empfehle. Sie schmeckt außerordentlich gut – eine wichtige Voraussetzung für eine Teekur zum „Großreinemachen" für den Körper.

Für eine 100-g-Teemischung

25 g Brennnesselkraut
25 g Löwenzahnwurzeln mit -kraut
15 g Birkenblätter
15 g Erdrauchkraut
10 g Pfefferminzblätter
10 g Ringelblumenblütenblätter

So geht's

- 1 TL der Teemischung mit einer Tasse heißem, nicht mehr kochendem Wasser übergießen, 10 Minuten bedeckt ziehen lassen. Die Kondenstropfen vom Deckel in die Tasse abtropfen lassen. Den Tee über ein Sieb abgießen.
- Vier bis sechs Wochen lang täglich drei Tassen trinken.

Auch bei Rheuma und Hautproblemen

Nicht nur im Frühjahr tut dieser Tee gut, sondern auch bei rheumatischen Beschwerden oder Hautkrankheiten. Brennnessel, Birke und Löwenzahn regen die Ausscheidungstätigkeit von Nieren und Leber an. So werden Stoffwechselendprodukte, sogenannte Schlacken, besser ausgeschieden. Das entlastet auch Gelenke, Haut und Bindegewebe.

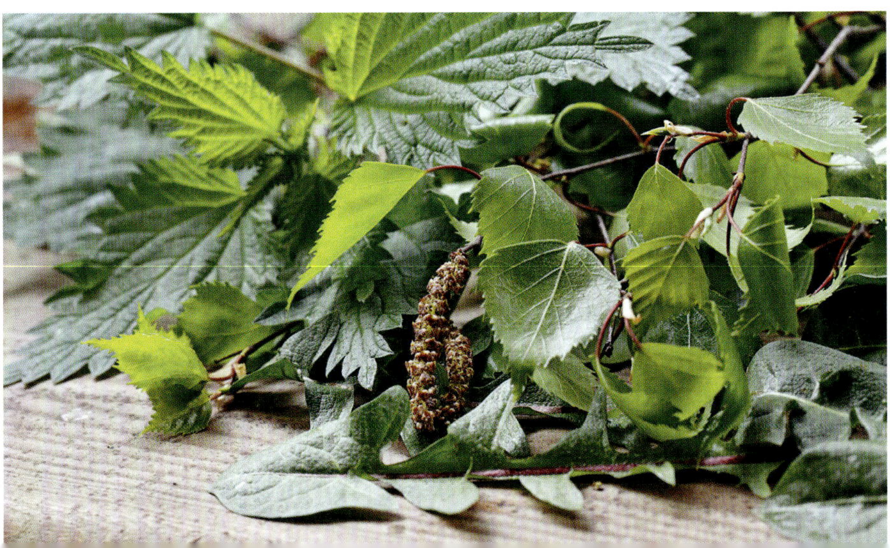

Wildkräutersalat

Wilde Kräuter gehören zu einer Frühjahrskur dazu. Sie unterstützen mit ihrer stoffwechselfördernden Wirkung beim Entgiften und vitalisieren. Wildkräuter sind gesund, würzig und farbenfroh. Aber eines ist wichtig: Schmecken muss solch ein Salat!

So geht's

- Wildkräuter kurz warm abbrausen, trocken schleudern und grob zerzupfen. Ein paar hübsche Blüten für die Dekoration beiseitelegen. Auf Tellern anrichten.
- Aus Essig, Öl, Gemüsebrühe, Senf und Gelee oder Fruchtnektar ein Dressing zubereiten: Es soll eher mild sein, um die ungewohnt herben und bitteren Geschmacksnoten der Wildkräuter etwas zu überdecken.
- Den Apfel klein schneiden und hinzufügen. Das Dressing über den Salat geben.
- Mit Nüssen oder Mandeln bestreuen und mit Blüten dekorieren.

Voller guter Dinge

Im Frühjahr stehen Wildkräuter in den Startlöchern und warten mit ihrem arteigenen Geruch und Geschmack auf. Sie sind so unglaublich viel wirkstoffreicher als unser Kulturgemüse. Vor allem der Gehalt an Mineralstoffen, Spurenelementen und Vitaminen übersteigt den des gezüchteten Gemüses um ein Vielfaches.

Für 2–3 Portionen

2–3 Handvoll frische wilde Kräuter nach Wunsch, wie Bärlauch-, Birken-, Giersch-, Löwenzahn-, Sauerampfer-, Schafgarbe- und Spitzwegerichblätter
1 kleine Handvoll essbare Blüten, wie Gänseblümchen, Löwenzahn, Schlüsselblume, Veilchen, Vogelmiere, Wiesenschaumkraut
1 EL Balsamico-Essig
2 EL bestes Olivenöl
½–1 TL Bio-Gemüsebrühepulver
1 EL Feigensenf
1 EL Holunderblütengelee oder 50 ml Fruchtnektar
1 Apfel
2 EL Nüsse oder Mandeln

Hausputz-Tinktur

Einmal im Jahr einen „Großputz" im Körper durchzuführen und dabei alle „Nischen und Ecken" zu reinigen, erhält die Gesundheit und hilft, wenn die Glieder steifer werden. Ich empfehle, für diese Tinktur ausschließlich frische Kräuter zu sammeln. Der beste Erntezeitpunkt hierfür ist April bis Mai. Giersch und Löwenzahn dürfen noch nicht blühen.

Für 200 ml

1 EL frische Löwenzahnwurzeln mit -kraut
1 EL frische Brennnesselblätter
1 EL frisches Gierschkraut
1 EL frische Birkenblätter
200 ml Alkohol (50 %)
Schraubglas (200 ml), feines Sieb, Tropfflaschen

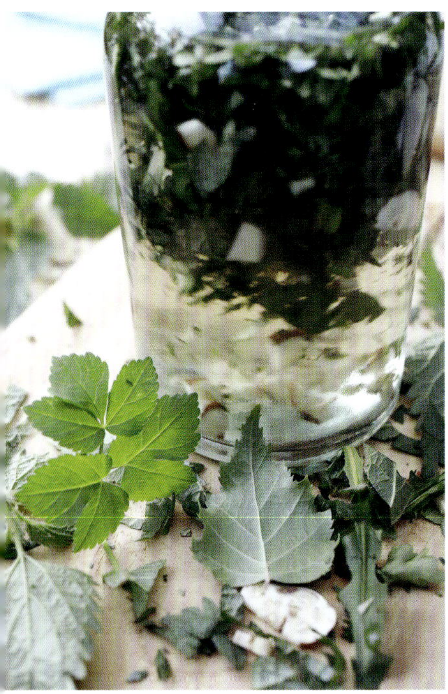

So geht's

- Die frischen Kräuter möglichst klein schneiden. In ein passendes leeres Glas mit Deckel geben und mit dem Alkohol aufgießen.
- Drei Wochen stehen lassen, dabei täglich schütteln.
- Dann durch ein feines Sieb in Tropfflaschen abgießen.
- Dreimal täglich 20 Tropfen kurweise über einen Zeitraum von vier bis sechs Wochen einnehmen. Wenn Sie Nierensteine haben, führen Sie die Kur bitte nicht durch.

Was wirkt wie?

Frühjahrskuren können auf eine lange Tradition zurückblicken, und das aus gutem Grund: Die verwendeten Heilpflanzen regen den Stoffwechsel an und unterstützen die Ausscheidung von Stoffwechselendprodukten, die in der Volksmedizin auch gerne als „Schlacken" bezeichnet werden. Diese Mischung vereint die wichtigsten Frühjahrskräuter, sie enthalten viele Mineralien und Vitamine und regen vor allem die Ausscheidung von Säuren über den Urin an. Solch eine Kur kann auch begleitend bei rheumatischen und chronischen Hauterkrankungen durchgeführt werden. Sie ist gut verträglich.

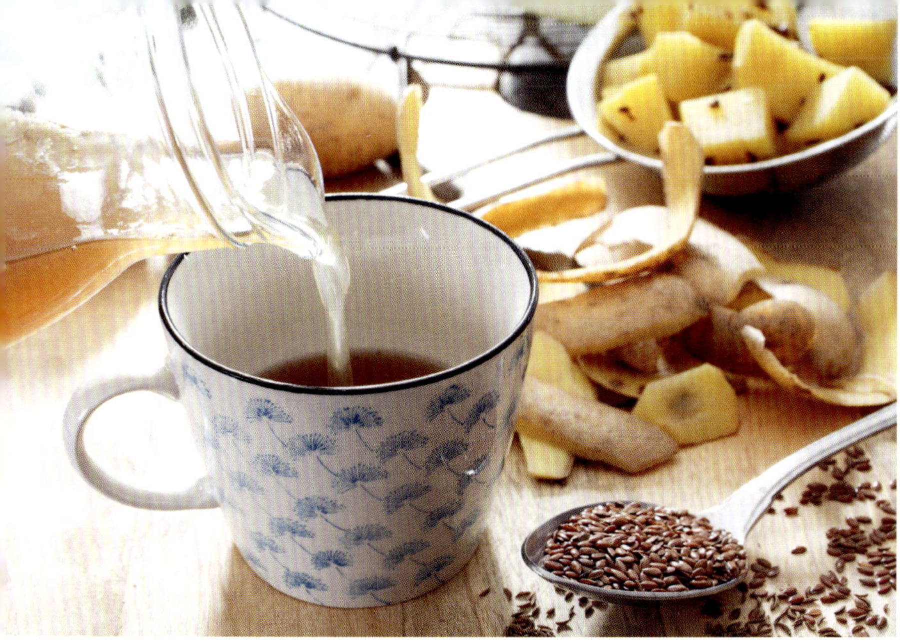

Kükaleiwa

Dieser Begriff steht für Kümmel, Kartoffel, Leinsamen und Wasser, ein basenreicher Gemüsetrank. Er lindert Sodbrennen fast sofort und tut auch als Begleiter bei rheumatischen Beschwerden gute Dienste, da er Säuren puffert. Ich habe das Rezept 1982 kennengelernt von der großen Fußreflexzonenmassage-Therapeutin Hanne Marquardt während meiner Ausbildung bei ihr – und seitdem vielfach mit Erfolg eingesetzt.

So geht's

- Die Kartoffel schälen und klein schneiden und mit den Samen 20 Minuten in 1 l Wasser kochen, dann abgießen.
- Diese Menge über den Tag verteilt warm trinken: morgens eine halbe Stunde vor dem Frühstück, dann über den Tag verteilt und als letzten Abendtrunk. Jeweils vor dem Trinken erwärmen.
- Vier bis sechs Wochen lang täglich trinken. Jeden Morgen neu kochen, den Tag über im Kühlschrank aufbewahren.

Für einen Tag

1 mittlere Kartoffel
1 EL Leinsamen
1 EL Kümmelsamen

Basentee

In der Naturheilkunde wird häufig von Übersäuerung als Ursache zahlreicher Erkrankungen gesprochen. Mineralienreiche Heilpflanzen unterstützen uns bei der Ausscheidung von Säuren, die vor allem mit dem Urin, aber auch mit der Atemluft ausgeschieden werden, und wirken im Stoffwechsel basisch.

Für eine 100-g-Teemischung

20 g Ackerschachtelhalmkraut
20 g Schafgarbenkraut
20 g Löwenzahnwurzel und -blätter
20 g Brennnesselkraut
10 g Petersilienkraut
10 g Gierschkraut

So geht's

- 1 TL der Mischung mit einer Tasse kochendem Wasser übergießen, 10 Minuten bedeckt ziehen lassen, dann abgießen.
- Drei Tassen täglich trinken, als Kur über vier bis sechs Wochen.

Übersäuerung – gibt es das?

Säuren entstehen vorwiegend beim Abbau von Aminosäuren, den Bausteinen der Proteine. Nahrungsmittel tierischen Ursprungs wie Fleisch, Eier und Milch enthalten große Mengen an Proteinen. Isst jemand sehr viel Fleisch und Wurst, fällt so viel Säure an, dass selbst die gesündeste Niere die Säuren nicht vollständig ausscheiden kann (Säuren werden über die Nieren und mit der Atemluft ausgeschieden). Kommen zur einseitigen Ernährung Bewegungsmangel und eine zu geringe Trinkmenge hinzu, werden Säuren im Bindegewebe „geparkt", bis sie an der Reihe sind, ausgeschieden zu werden. Und das zeigt sich unter anderem in Gelenkbeschwerden, Hautproblemen oder Kopfschmerzen.

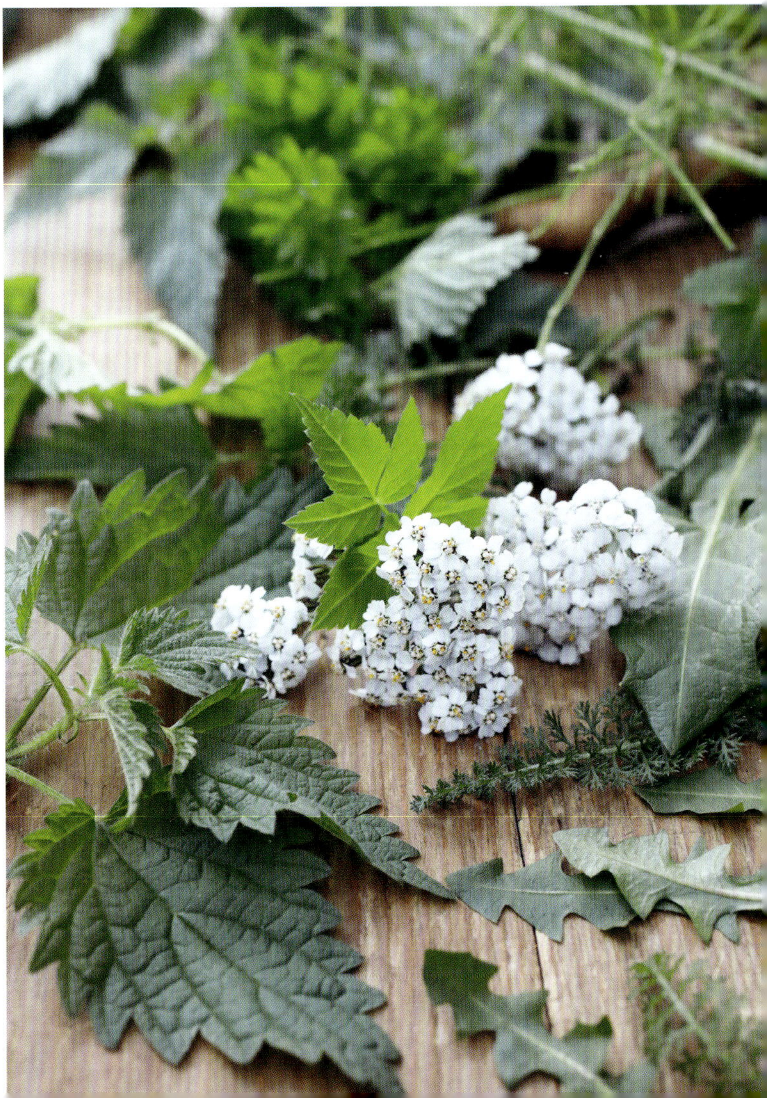

Lymphtinktur

Dass wir ein Lymphsystem haben, bemerken wir meist erst, wenn unsere Lymphknoten geschwollen sind. Das Lymphsystem spielt bei der Entgiftung unseres Bindegewebes eine wichtige Rolle: Wie ein Staubsauger sammelt es Stoffwechselendprodukte ein und transportiert sie zu den Venen, wo sie dann über Leber und Nieren ausgeschieden werden.

Für 200 ml

2 EL Ringelblumenblütenblätter
1 EL Waldmeisterkraut
1 EL Steinkleekraut
200 ml Alkohol (50 %)
Schraubglas (250 ml), feines Sieb, Tropfflaschen

So geht's

- Die Kräuter in ein passendes leeres Schraubglas geben, mit dem Alkohol aufgießen und verschließen.
- Drei Wochen stehen lassen, dabei täglich schütteln. Dann durch ein feines Sieb abgießen, in Tropfflaschen abfüllen.
- Nehmen Sie dreimal täglich 20 Tropfen über einen Zeitraum von vier bis sechs Wochen ein.

Unser Lymphsystem – das unbekannte Wesen

Neben dem Blutkreislauf ist das Lymphsystem das zweite große Transportsystem in unserem Körper. Die Lymphgefäße enden blind im Zwischenzellgewebe, das den größten Teil des Bindegewebes ausmacht. Dies ist der Bereich zwischen Blutgefäßen und Organzellen, in dem der eigentliche Transport von Nährstoffen in die Zelle und von Abfall aus den Zellen stattfindet. Die Lymphgefäße sammeln Abfallstoffe ein, checken sie in den Lymphknoten mithilfe der Lymphozyten auf mögliche Gefahren durch und transportieren sie zu den Venen, wo sie ausgeschieden werden.

Alles fließt

Die Blase mag es warm: Tee und Fußbad

Nieren und Blase mögen es warm. Kälte bedeutet für die Nieren Stress. Zudem endet der Blasenmeridian an den Füßen. Deshalb sind heiße Tees als Wärme von innen und heiße Fußbäder als Wärme von außen ein Labsal.

Blasentee

Für eine 100-g-Teemischung

40 g Goldrutenkraut
20 g Birkenblätter
20 g Brennnesselblätter
20 g Löwenzahnblätter

So geht's

- 1 TL der Teemischung mit einer Tasse kochendem Wasser übergießen. Bedeckt 10 Minuten ziehen lassen, dann abgießen.
- Dreimal täglich eine Tasse so heiß wie möglich trinken.

Blasentee-Fußbad

Für eine 400-g-Fußbadmischung

200 g Ackerschachtelhalmkraut
200 g Wacholderbeeren
Mörser, Fußbadewanne oder Putzeimer, Wollsocken, Wärmflasche

So geht's

- Pro Fußbad 6 EL der Mischung mörsern, in einen Kochtopf mit 1 l Wasser geben und 30 Minuten einweichen.
- Danach 5 Minuten bedeckt köcheln lassen. In der Zwischenzeit die Wollsocken im Bett mit der Wärmflasche anwärmen.
- Tee abgießen und in die Fußbadewanne füllen. Mit kaltem Wasser bis zur gut verträglichen Hitze, mindestens auf 38 °C, herunterkühlen und die Füße genüsslich 10 Minuten darin baden.
- Nach dem Bad die Füße nur grob abtrocknen, gleich in die warmen Wollsocken schlüpfen – und ab ins Bett. Auf Wunsch die Wärmflasche auf die Blasenregion legen.

Immer mit der Ruhe

Die Ruhe nach dem Fußbad gehört zur Therapie, denn während des Liegens werden die inneren Organe, also auch die Nieren, vermehrt durchblutet.

Dünne Flüssigkeiten

Damit die Blase gut durchspült wird, trinken Sie zusätzlich 1–2 l sogenannte dünne Flüssigkeiten. Das sind zum Beispiel (warmes) Wasser, verdünnte Obst oder Gemüsesäfte, dünne Gemüsebrühen oder dünne Tees.

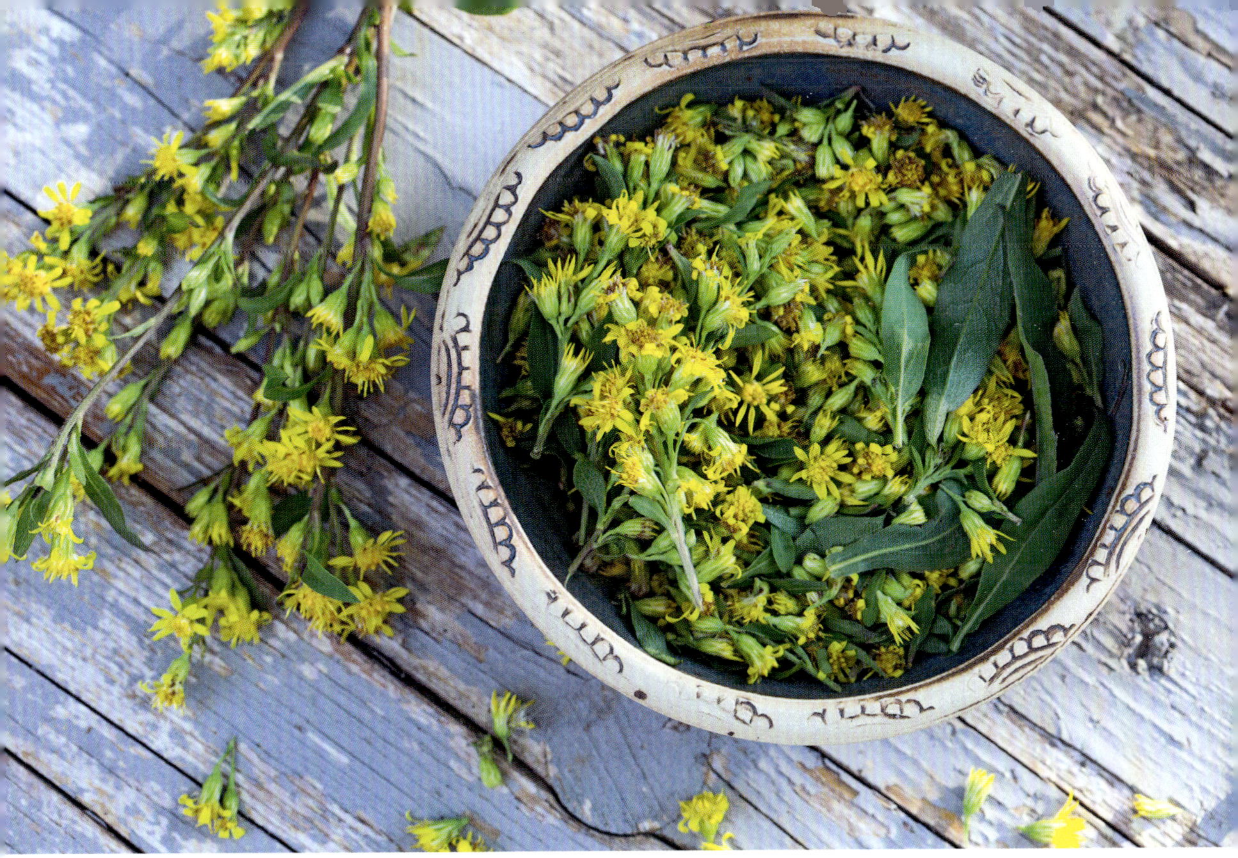

Blasen-Stärkungs-Tinktur

Mit zunehmendem Alter werden die Schleimhäute trockener; damit steigt die Gefahr, dass Keime durch die Vagina in die Blase aufsteigen. Aber auch junge Frauen kommen oft aus dem Kreislauf Blasentzündung – Antibiotikum – Blasenentzündung nicht mehr heraus. Diese Tinktur vereint Heilpflanzen, die die Blase kräftigen und weniger anfällig für Infekte machen.

So geht's

- Die Kräuter in das Glas geben, die Wacholderbeeren im Mörser anquetschen und dazugeben, mit dem Alkohol aufgießen und verschließen.
- Drei Wochen stehen lassen, dabei täglich schütteln. Durch ein feines Sieb in Tropfflaschen abgießen.
- Dreimal täglich 20 Tropfen über einen Zeitraum von vier bis sechs Wochen einnehmen.
- Beginnen Sie die Kur, wenn die Blasenentzündung abgeklungen ist. Sie können sie zwei- bis dreimal im Jahr durchführen. Bitte nicht einnehmen, wenn Sie unter einer Nierenkrankheit oder Nierensteinen leiden.

Für 200 ml

2 EL klein geschnittenes getrocknetes oder 4 EL frisches Goldrutenkraut
2 EL klein geschnittenes frisches Kraut vom Purpurroten Sonnenhut (*Echinacea purpurea*)
1 EL Wacholderbeeren
200 ml Alkohol (50 %)
Mörser, Schraubglas (250 ml), feines Sieb, Tropfflaschen

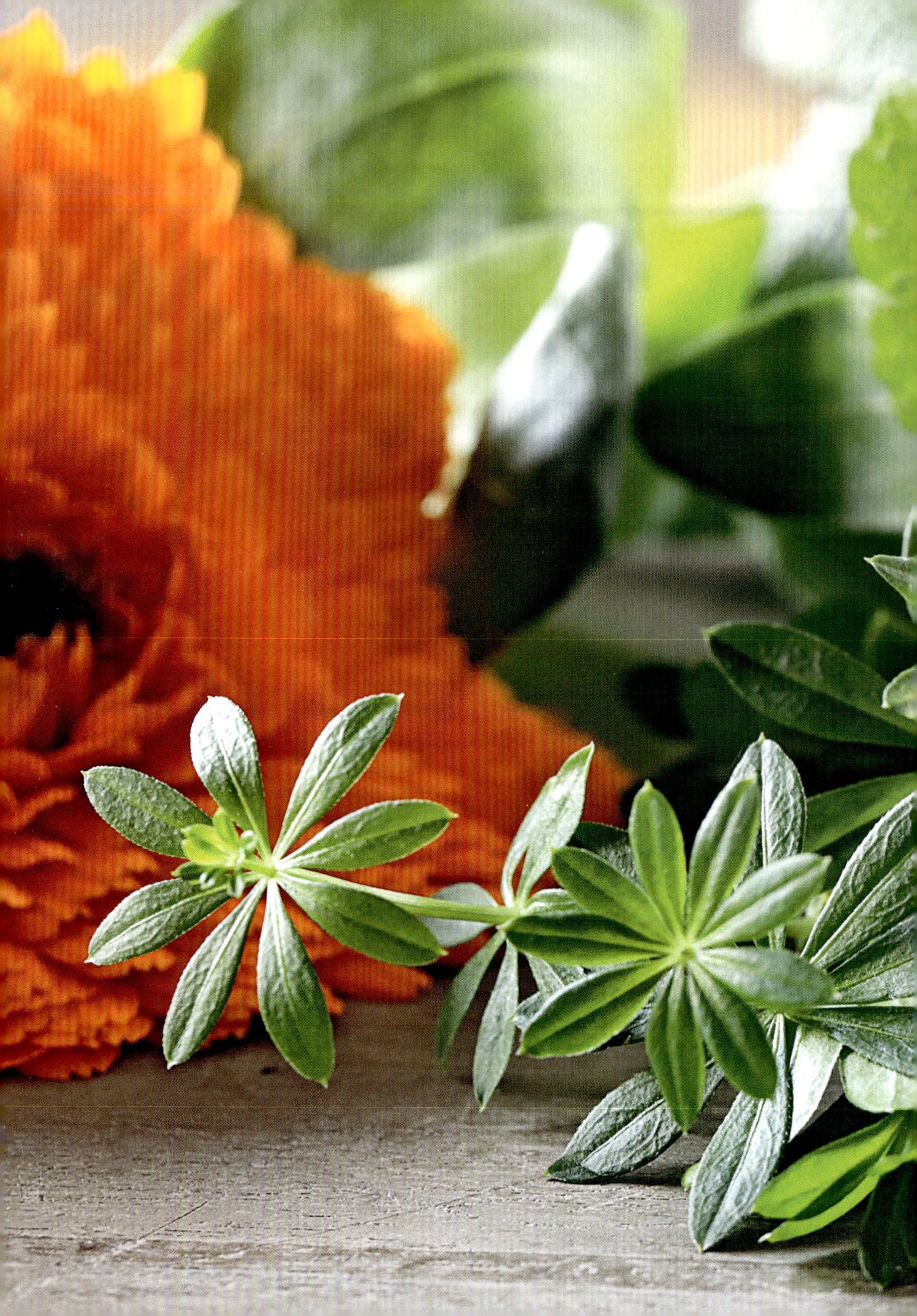

Haut und Seele

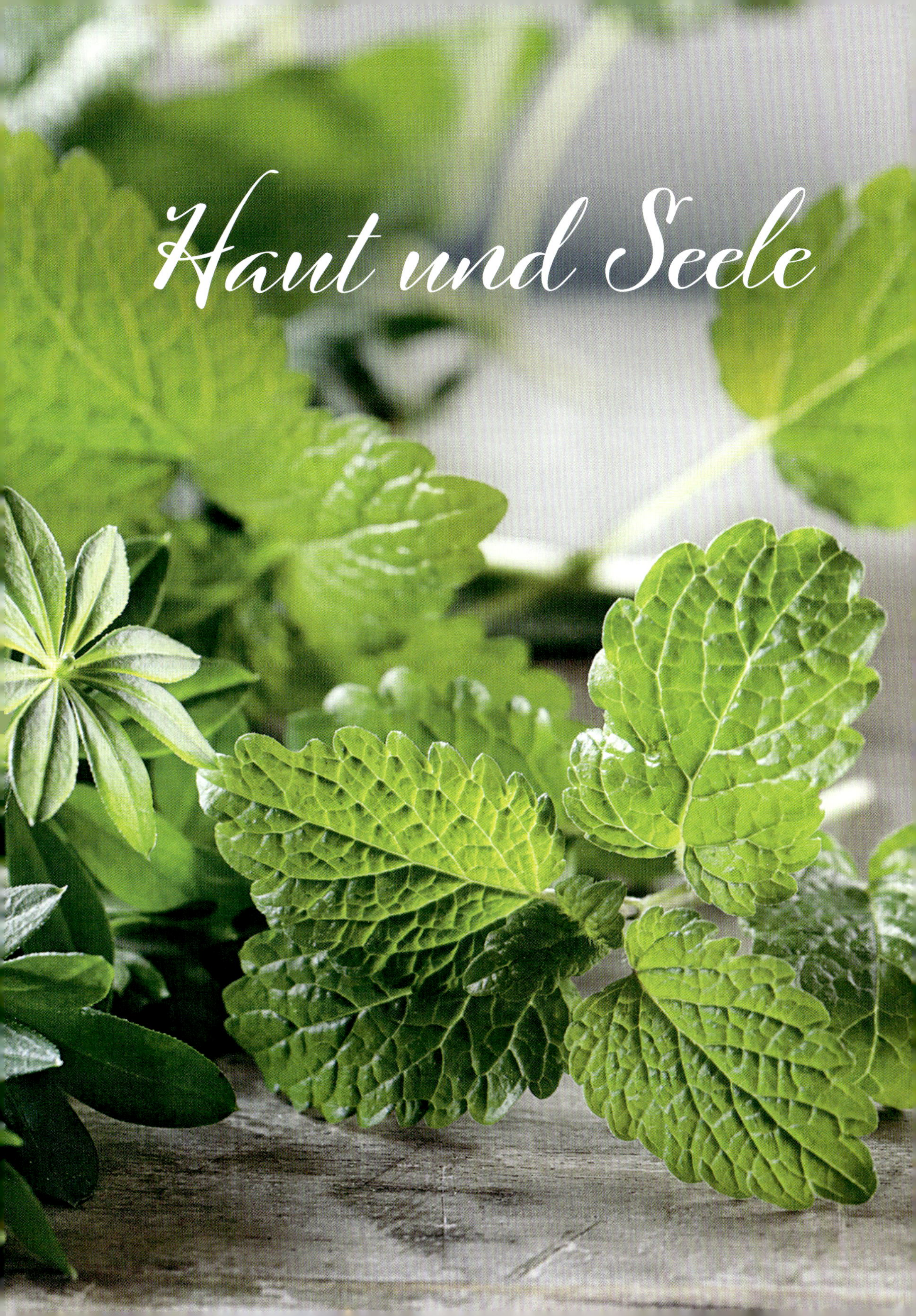

Gesunde schöne Haut

Gurken-Rosenfluid

Dioskurides schätzte Gurken als wertvolle Naturkosmetik zur Pflege für die Haut und berichtet, dass der Saft „die Haut des Antlitzes reinigt und verschönt". Diese Rezeptur ist angelehnt an das berühmte Königliche Gesichtswasser der Katharina von Medici aus dem 16. Jahrhundert. Und wenn Signora Medici damit schön wurde, werden und bleiben wir es auch.

Für 30 ml

½ Bio-Gurke
7 ml Rosenwasser (Hydrolat)
½–1 knapper TL frisch gepresster Zitronensaft
15 ml Mandelöl
Mixer oder Reibe, dunkle Glasflasche

So geht's

- Die Gurke samt Schale mixen oder reiben, den reichlich austretenden Saft durch ein Sieb abgießen und 7,5 ml abmessen.
- Sämtliche Zutaten in eine dunkle Flasche füllen, kühl aufbewahren.
- Jeweils direkt vor der Anwendung kräftig schütteln. Gesicht und ruhig auch den ganzen Körper damit einreiben, das Fluid zieht schnell in die Haut ein und macht sie zart und weich.
- Die Flasche hält ungekühlt im Badezimmer etwa eine Woche – einfach immer wieder einen neuen Ansatz zubereiten.

Variante: schnelle Gurken-Kosmetik

Gurke, äußerlich angewendet, klärt und befreit vor allem großporige Haut von Unreinheiten und überschüssigem Fett, kühlt und lindert sonnengestresste Haut: als Tonic (Gurkensaft), Packung (Gurkenraspeln), Augenpflege (Saft, Gurkenscheiben), Reinigungsmilch bei empfindlicher Haut (Gurkensaft 1:1 mit Buttermilch gemischt).

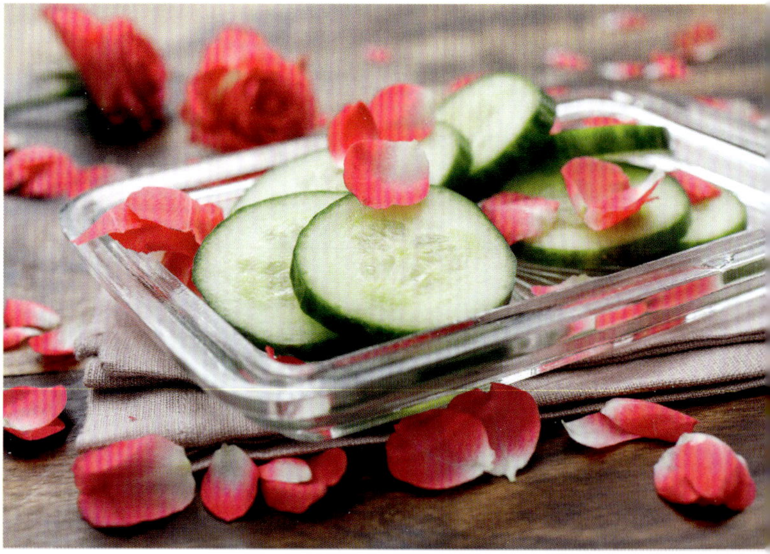

Rosentee zum Schönsein und Heilen

Rose, Königin der Blumen und Blume der Liebe – wie sympathisch, dass die göttlich anmutenden Blüten seit Jahrtausenden als Heilmittel bekannt sind: äußerlich angewendet zum Schönwerden und -bleiben, zum Lindern, Heilen und Gesundwerden – oder als Tee zum Trinken.

ungespritzte getrocknete Duftrosenblüten

So geht's:

- 2 TL (2–4 g) Blütenblätter mit 200 ml heißem Wasser übergießen, 10–15 Minuten bedeckt ziehen lassen, abgießen und etwas abkühlen lassen.
- Äußerlich anwenden als Gesichtstonic zur Klärung von Akne oder fetter Haut, als teegetränkte Kompressen für kühlende Auflagen auf geschwollenen Augen oder auf Sonnenbrand oder aber für erfrischende Fußbäder.

Noch mehr Rosenpflege

Gesichtsdampfbad: 2 Handvoll Rosenblütenblätter mit 1 l heißem Wasser überbrühen, bedeckt 10 Minuten ziehen lassen. Dann das Gesicht etwa 10 Minuten über den aufsteigenden Dampf halten (ein Handtuch zeltartig über den Kopf hüllen). Reinigt, beruhigt und glättet die Haut.
Rosentee zum Trinken: 1 TL (1–2 g) duftende Rosenblütenblätter mit 200 ml heißem Wasser übergießen, 5–7 Minuten bedeckt ziehen lassen. Dreimal täglich 1 Tasse trinken, auf Wunsch mit etwas Honig. Der Tee beruhigt Herz und Nerven, harmonisiert bei Stress.

Kleopatrabad

Die überlieferte Schönheit der Kleopatra wird heute noch auf Kosmetikprodukten vermarktet. Eins ist sicher: Sie war das Ergebnis regelmäßiger, intensiver Pflege. Kleopatra badete in Eselsmilch, wir verwenden Kuhmilch. Das Bad ist für Menschen mit sehr trockener Haut gedacht. Es unterstützt die Hautbarriere, verhindert den Feuchtigkeitsverlust und fettet gut nach.

Für ein Vollbad

125 ml Olivenöl
250 ml Sahne
3 EL flüssiger Honig
2 l Milch

So geht's

- Öl und Sahne so lange mit dem Schneebesen rühren, bis eine glatte Masse entsteht, dann Honig einrühren.
- Zusammen mit der Milch ins 37–38 °C warme Badewasser geben und 20 Minuten darin baden.
- Nach dem Bad die Haut nur trocken tupfen. Das Bad ist auch für Menschen mit Neurodermitis geeignet (in der schubfreien Zeit), dann zweimal wöchentlich anwenden.

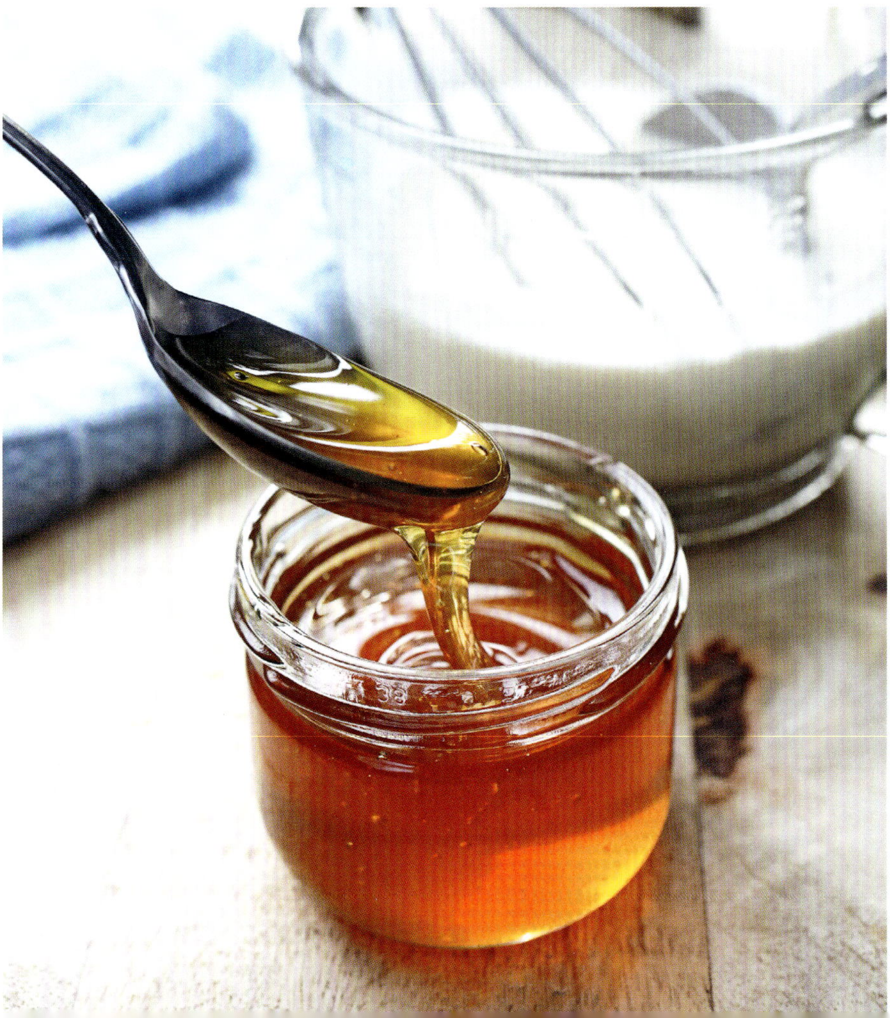

Hilfe bei Ekzemen

Ekzeme sind der Sammelbegriff für sehr vielgestaltige entzündliche Hautveränderungen, die meist mit Juckreiz einhergehen. Sie können nässen, besonders im akuten Stadium, oder trocken sein, was eher bei chronischen Ekzemen vorkommt. Als Ursachen kommen infrage: individuelle Disposition, allergische Reaktionen auf Allergene oder Giftstoffe (Reinigungsmittel, Kosmetika, Farbstoffe, Metalle u. Ä.), Umwelteinflüsse oder seelische Belastungen. Die Tinktur und der Tee unterstützen Entgiftungsprozesse, um die Haut zu entlasten.

Ekzem-Tinktur

Für 200 ml

2 EL Ackerstiefmütterchenkraut
1 EL Walnussblätter
1 EL Erdrauchkraut
200 ml Alkohol (50 %)
Schraubglas (250 ml), feines Sieb, Tropfflaschen

So geht's

- Die Kräuter ins Glas geben und mit dem Alkohol aufgießen.
- Drei Wochen stehen lassen, dabei täglich schütteln. Dann durch ein feines Sieb in Tropfflaschen abgießen.
- Dreimal täglich 20 Tropfen über einen Zeitraum von vier bis sechs Wochen einnehmen.

Ekzem-Tee

Für eine 100-g-Teemischung

40 g Ackerstiefmütterchenkraut
20 g Walnussblätter
20 g Goldrutenkraut
20 g Schafgarbenkraut

So geht's

- 1 TL mit einer Tasse kochendem Wasser übergießen, 10 Minuten bedeckt ziehen lassen.
- Drei Tassen täglich trinken. Als Kur über vier bis sechs Wochen durchführen.

Ackerstiefmütterchen

Das Stiefmütterchen erfreut uns mit seiner Vielgestaltigkeit. Die kleinen schwarzen Striche auf buntem Blütengrund sind sogenannte Saftmale, die Insekten den Weg zum süßen Nektar zeigen. Im Gegensatz zur Zuchtform hat das wilde Stiefmütterchen viel kleinere Blüten und sehr viel Kraut. Achten Sie mal bei einem Spaziergang durch die Felder darauf – das weiß blühende Ackerstiefmütterchen (*Viola arvensis*) ist in den letzten Jahren wieder viel häufiger zu sehen. Ebenso können Sie auf das mehrfarbige Wilde Stiefmütterchen (*Viola tricolor*) treffen, es wächst auf Wiesen und Brachflächen und an Wegrändern.
In der Naturheilkunde wird das Stiefmütterchen innerlich und äußerlich bei Hauterkrankungen eingesetzt. Innerlich wirkt es leicht schweiß- und harntreibend, außerdem enthält es zahlreiche Antioxidantien. Sie können Ackerstiefmütterchen-Tee auch äußerlich für Waschungen verwenden, ähnlich dem Cortison lindert es Juckreiz und Entzündung. Geeignet bereits für Säuglinge.

Johanniskrautöl nach Wölfle

Johanniskrautöl gehört in jede Hausapotheke und hat sich zur Einreibung bei Muskelschmerzen, bei Verbrennungen und Nervenschmerzen bewährt. Jüngere wissenschaftliche Untersuchungen haben gezeigt, dass das enthaltene Hyperforin besonders wirksam zur Wundheilung ist. Aber es ist lichtempfindlich, dies bei der Herstellung beachten.

Für 500 ml

frische Johanniskrautblüten, blütennahe Blätter und noch grüne Samenkapseln (Früchte), die an einem sonnigen, warmen Tag von Juni bis September gesammelt wurden
kalt gepresstes Bio-Olivenöl
Mörser, Braunglas mit Deckel, Baumwolltuch, dunkle Glasflasche

So geht's

- Johanniskrautblüten, -blätter und -früchte mit dem Mörser anstoßen und zu gut zwei Drittel in ein Braunglasgefäß füllen. Das Braunglas ist wichtig, da die Wirkstoffe lichtempfindlich sind.
- Mit Olivenöl übergießen, sodass die Pflanzenteile vollkommen bedeckt sind. Dies entspricht etwa 25 g Johanniskraut auf ½ l Olivenöl.
- Das Glas in den ersten Tagen nicht verschließen, sondern mit einem Tuch abdecken, damit das Wasser aus den Blüten entweichen kann. Danach noch einmal gut durchmischen und fest verschließen. Vier bis sechs Wochen bei Raumtemperatur ziehen lassen und möglichst täglich durchschütteln.
- Das Johanniskrautöl abfiltern, dabei den wässrigen Bodensatz im Glas lassen und das Öl in einer dunklen Flasche aufbewahren. Es ist etwa ein Jahr haltbar.
- Bei Muskel- oder Nervenschmerzen und leichten Verbrennungen die betroffenen Partien damit einreiben. Zur Unterstützung der Wundheilung das Öl auf die Wundränder geben.

Was wirkt wie?

Die Arbeitsgruppe um Prof. Dr. Christoph Schempp und PD Dr. Ute Wölfle haben in ihrer Untersuchung der einzelnen Komponenten des alten Volksheilmittels „Rotöl" entdeckt, dass das Hyperforin stark antibakteriell wirksam ist. So wirkt es zum Beispiel auch gegen den antibiotikaresistenten MRSA und andere wundinfizierende Bakterien.

Skin-Repair-Fluid

Empfindliche und trockene Haut muss regelmäßig gepflegt werden. Dieses Fluid ist eine Mischung aus Öl und Wasser ohne sonstige Zusätze, auf die eine empfindliche Haut reagieren könnte. Einfacher und verträglicher geht es nicht!

Für 100 ml

50 ml Johanniskrautöl nach Wölfle (vorherige Rezeptur)
20 Tropfen Sanddornfruchtfleischöl
Tropfflasche (100 ml)

So geht's

- Alle Zutaten zusammen mit 50 ml Wasser in eine Flasche geben. Vor Gebrauch schütteln, da sich die Komponenten trennen.
- Den ganzen Körper damit einreiben, das Öl zieht gut ein und hinterlässt einen samtigen, nicht zu öligen Film. Etwa zwei Wochen haltbar.

Was wirkt wie?

Das Hyperforin des Johanniskrauts wirkt antibakteriell, stärkt die Hautbarriere und verbessert damit den Fett- und Feuchtigkeitshaushalt der Haut. Dadurch ist sie besser vor Austrocknung und schädlichen Umwelteinflüssen geschützt – besonders wichtig bei empfindlicher Neurodermitis- und trockener Altershaut.
Sanddornfruchtfleischöl ist ein fettes Ol, das nur so vor Antioxidantien wie Beta-Carotin, Flavonoiden, Vitamin C und E strotzt! Es schützt damit nicht nur die gesunden Hautzellen, sondern regt auch die Reparatur bereits geschädigter Zellen an. Pur angewendet färbt Sanddornfruchtfleischöl sehr stark.

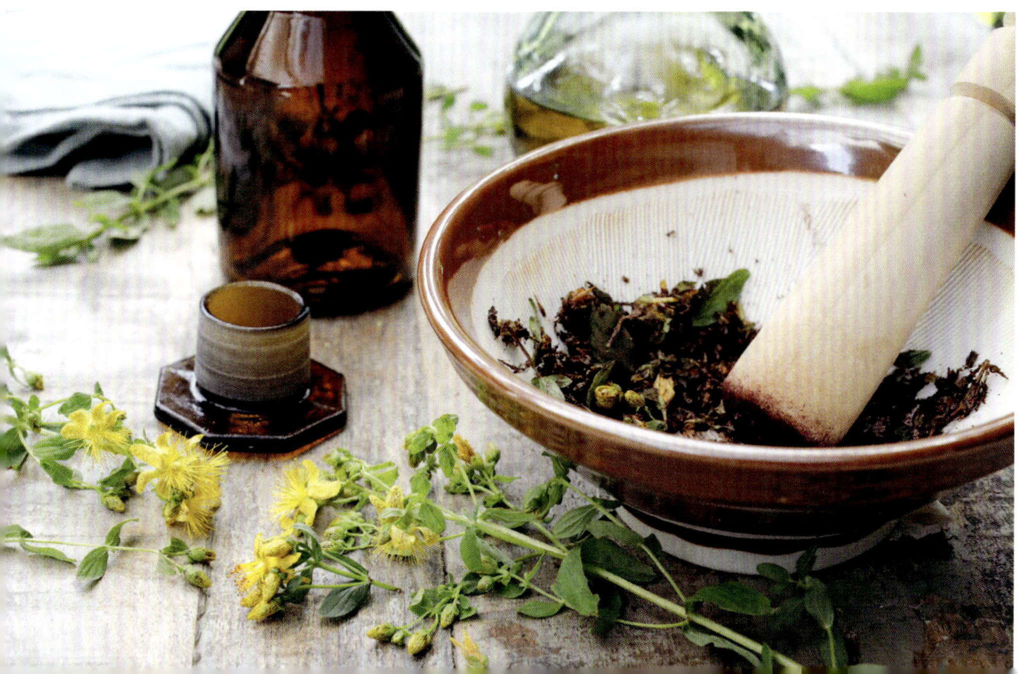

Schnelle Heilsalbe

Wie oft passieren kleinere Verletzungen! Für die erste Hilfe können Sie in diesen Fällen ganz schnell eine Wundheilsalbe herstellen. Sie ist eines meiner Lieblingsrezepte: einfach zuzubereiten, fördert die Wundheilung und duftet wunderbar.

2 EL Butter, besser noch Butterschmalz oder Ghee
2 EL Ringelblumenblütenblätter
Stofftaschentuch

Nicht nur bei Verletzungen

Sie können die Salbe auch für trockene Hände oder rissige Lippen verwenden. Und natürlich auf die gleiche Art andere Heilsalben zubereiten, zum Beispiel eine Brustsalbe mit Thymian. Diese hilft, bei Bronchitis Husten zu lösen.

So geht's

- Blüten in die Butter streuen.
- Alles in einem Topf schmelzen lassen und 5–10 Minuten darin schwenken. Die Butter sollte keinesfalls zu heiß werden, nicht bräunen oder die Blüten gar „frittieren".
- Wenn genügend Zeit ist, nach dem Erkalten noch ein zweites und ein drittes Mal erwärmen und wieder kalt werden lassen – das erhöht die Wirksamkeit.
- Anschließend durch ein sauberes Taschentuch abfiltern, erkalten und hart werden lassen, fertig ist die Salbe.
- Kühl gestellt sind nicht gebrauchte Salbenreste zwei bis drei Wochen haltbar. Sie können sie auch einfrieren.

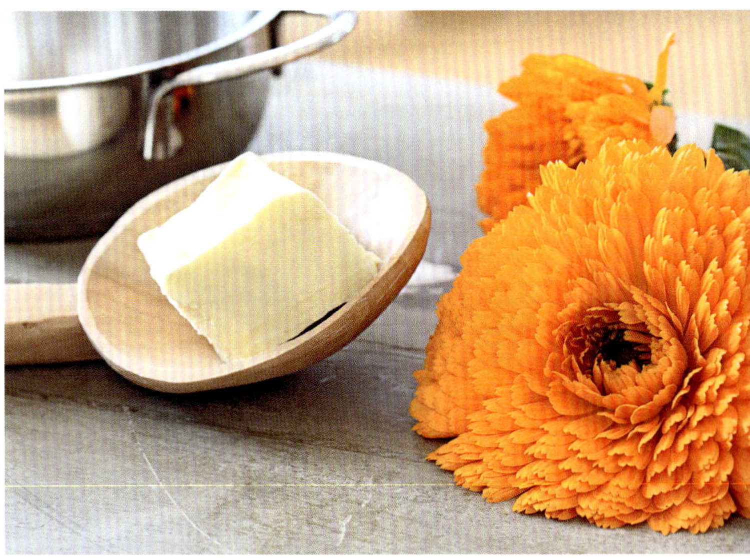

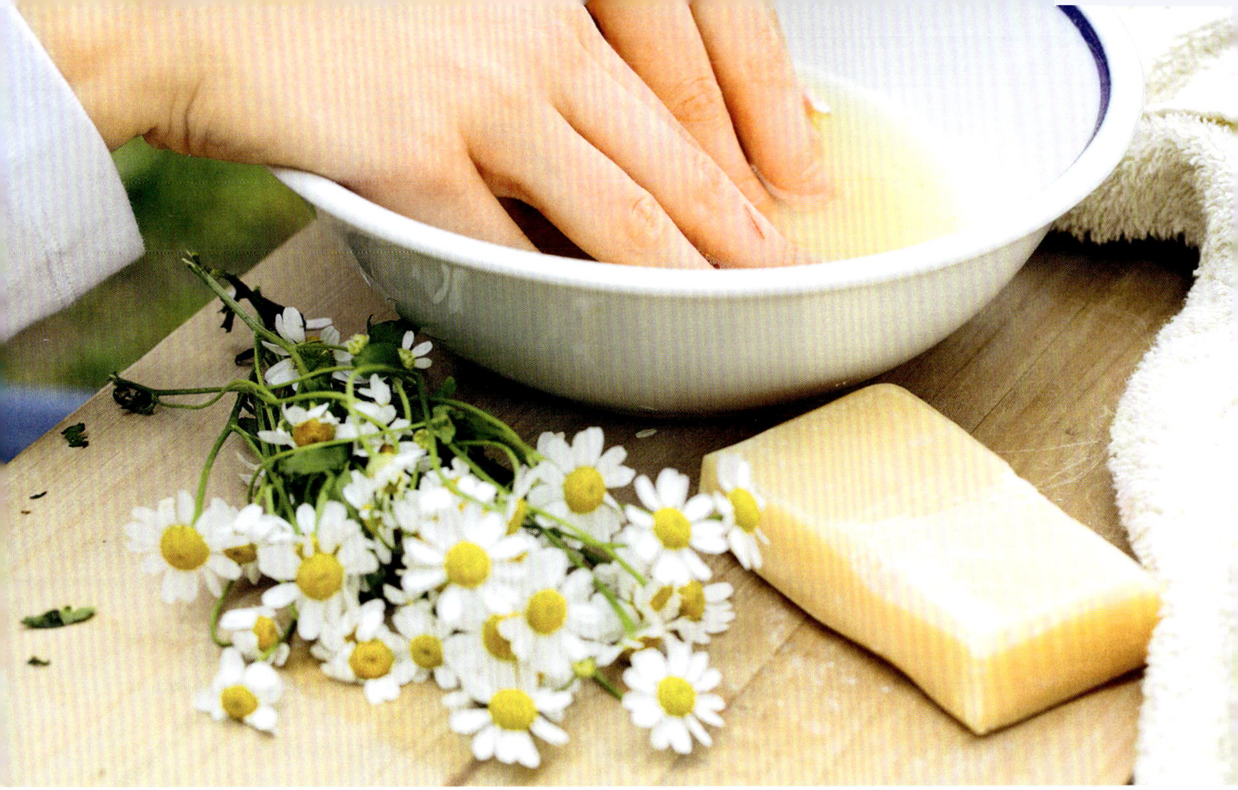

Fingerbad bei Nagelbettentzündung

Gärtner:innen-Hände kennen das: Ein Spreißel bohrt sich unter den Fingernagel, es schmerzt, die Stelle entzündet sich, ist stark gerötet und geschwollen – eine Nagelbettentzündung (Panaritium). Dann lindert ein Fingerbad, wirkt entzündungshemmend, schmerzlindernd und antiseptisch.

Schmier- oder Kernseife (aus der Drogerie)
2 EL Kamillenblüten
Reibe oder Raspel

So geht's

- 2 EL Schmier- oder Kernseife „abraspeln".
- Kamillenblüten mit 250 ml heißem Wasser übergießen, bedeckt 10 Minuten ziehen lassen, abgießen.
- Die Seifenflocken im heißen Kamillentee auflösen und den betroffenen Finger 5–15 Minuten darin baden. Das trägt zum Aufweichen des Entzündungsherds bei. Zwei- bis dreimal täglich baden, bis sich eine deutliche Besserung zeigt.
- Nach dem Fingerbad abends dünn Ringelblumen-, Echinacea- oder Beinwellsalbe auftragen. Nach einigen Tagen zum Abheilen Fingerbäder mit adstringierenden (zusammenziehenden) Gerbstoffpflanzentees wie Eichenrinde, Salbei-, Rosenblüten- oder auch Schwarzteeblätter machen.

Variante mit Ringelblume oder Arnika

Anstelle von Kamillenblüten können Sie das Fingerbad mit Ringelblumenblütenblättern zubereiten oder mit 20 Tropfen Arnikatinktur, ebenfalls in 250 ml heißem Wasser gelöst. Auch das unterstützt die Ausheilung von Panaritien.

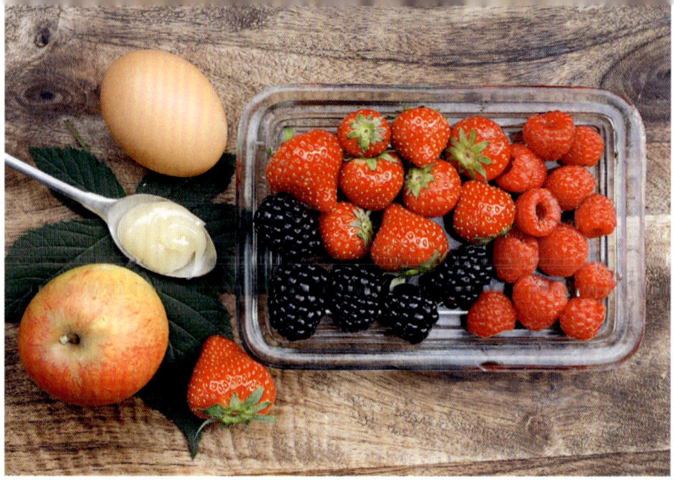

Naturkosmetik mit Sommerfrüchten

Aprikosen, Äpfel, Brombeeren, Erdbeeren, Himbeeren und Co. enthalten allesamt Pflanzenfarbstoffe, Vitamine und Mineralien, die der Haut guttun. Sie sind ein antioxidativer Zellschutz, verhindern vorzeitiges Altern und Faltenbildung, beschleunigen die Zellregeneration und pflegen die Haut von außen und von innen. Sie beruhigen und kühlen, machen die Haut geschmeidig, halten sie feucht und nähren sie.

Apfel-Pflegemaske

Für eine Anwendung

½ Bio-Apfel
1 TL Honig oder Sahne
evtl. 20 g Leinmehl
evtl. 1 Eigelb
Reibe

So geht's

- Den gewaschenen Apfel mit Schale reiben, Kerngehäuse entfernen. Mit Honig oder Sahne verrühren.
- Für eine nährende Maske zusätzlich Leinmehl 10 Minuten in warmem Wasser quellen lassen und mit dem Eigelb zur Apfelmasse geben.
- Auf das gereinigte Gesicht auftragen, 15 Minuten einwirken lassen, abspülen.
- Als einfache Variante genügt es, den geriebenen Apfel pur aufzutragen.

Apfel-Gesichtswasser

Für eine Anwendung

½ Bio-Apfel
Reibe

So geht's

- Den gewaschenen Apfel mit Schale reiben, Kerngehäuse entfernen.
- Das Geriebene durch ein Sieb pressen und den Saft als Gesichtstonic verwenden. Es erfrischt und aktiviert müde Haut.

Himbeer-Hautbalsam

Für eine Anwendung

9 Himbeeren
1 TL Honig
1–2 EL Sahne

So geht's

- Himbeeren zerdrücken, mit Honig und Sahne mischen.
- Auf das gereinigte Gesicht auftragen, nach 15 Minuten behutsam abspülen. Pflegt und nährt jede Haut, vor allem nach dem Sonnenbad

Noch mehr Früchte-Pflegemasken

Aprikosen-Verjüngungskur: 1–2 reife Aprikosen mit 1 TL Honig oder 1 EL Sahne pürieren Auf das gereinigte Gesicht auftragen, nach 15 Minuten abspülen. Belebt müde Haut.

Reinigende Maske: 3 Erdbeeren zerdrücken, mit 1 EL Apfelessig mischen. Auf das gereinigte Gesicht auftragen, nach 15 Minuten abspülen.

Nährende Maske: 9 Erdbeeren mit 2 EL Quark oder Sahne pürieren. Auf das gereinigte Gesicht auftragen, nach 15 Minuten abspülen.

Hämatomspray

Ein Bluterguss (Hämatom) gehört zu den häufigsten Sportverletzungen. Ein (Auf-)Schlag durch einen stumpfen Gegenstand verletzt die weichen Gewebeschichten und winzige Blutgefäße unter der Hautoberfläche. Die betroffene Stelle schmerzt, schwillt an und verfärbt sich blauviolett. Dagegen ist ein Kraut gewachsen, ja fast ein Zaubermittel: Immortelle, die Unsterbliche.

So geht's

- Die ätherischen Öle in die Sprühflasche mit dem Immortellenwasser einfüllen – fertig ist ein wirksamer und vielfach bewährter Bluterguss-„Wegzauberer".
- Bei Bedarf kurz schütteln und sofort mehrere Sprühstöße aufbringen.

Reise-Tipp

Die Flüssigkeit in kleine Roll-on-Fläschchen (10 ml) umfüllen. Passt in jede Handtasche, ist jederzeit parat und ist fix aufgetragen.

Für 75 ml

75 ml Immortellenwasser (Hydrolat) in der Sprühflasche
je 7 Tropfen ätherisches Öl von Lavendel, Zistrose (günstigere Alternative: Pfefferminze) und Rosengeranie

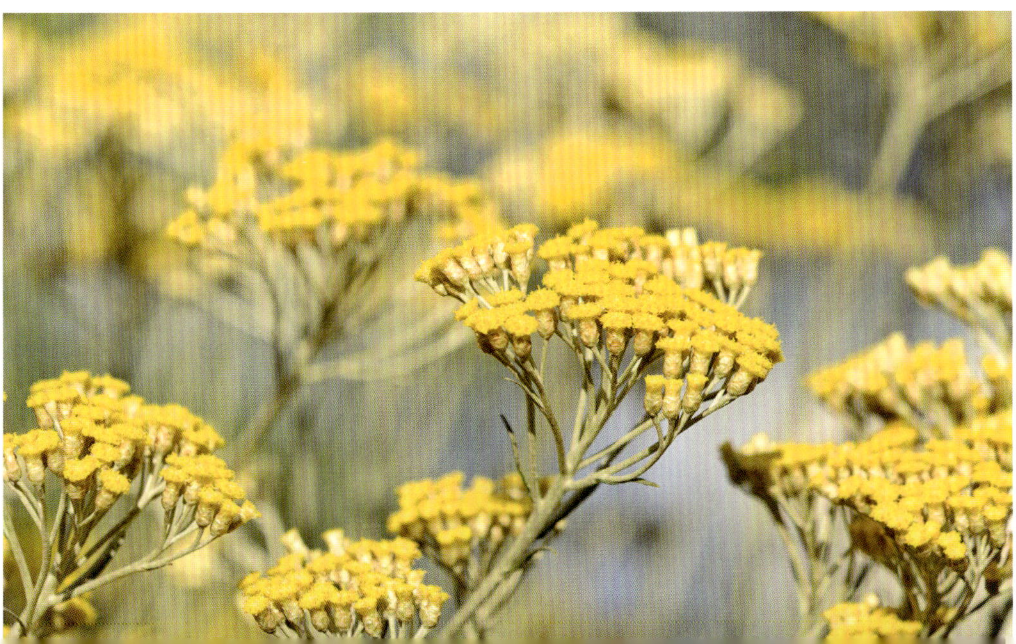

Waschgel bei Hautunreinheiten

Nicht nur in der Pubertät leiden Menschen unter fettiger Haut mit Pickeln. Diese unruhige Haut ist meist hormonell bedingt und kann uns bei hormonellem Durcheinander lange begleiten. Auch bei exzessivem Sport und Stress „blühen wir oft auf".

Für 50 ml

5 ml Thymiantinktur
3 Tropfen ätherisches Rosmarinöl
½ TL Guarkernmehl
40 ml Hamameliswasser (Hydrolat)
1 TL Mandelöl
Alkohol (70 %)
Salbendose (50 ml), Glasrührstab

So geht's

- Salbendose und Glasrührstab mit 70 %igem Alkohol desinfizieren.
- Thymiantinktur, Rosmarinöl und Guarkernmehl mit dem Glasrührstab in der Salbendose verrühren und ein paar Minuten quellen lassen. Mandelöl hinzufügen.
- Die Dose verschließen und kräftig schütteln.
- Morgens und abends das Gesicht mit dem Waschgel reinigen.
- Zwei Wochen haltbar.

Was wirkt wie?

Bei der Entstehung von Akne spielen verschiedene Faktoren eine Rolle: Durch ein hormonelles Ungleichgewicht werden die Talgdrüsen in ihrer Tätigkeit angeregt. Ist eine Talgdrüse verstopft und kann sich nicht entleeren, bilden sich Mitesser. Die eigentlichen Pickel entstehen schließlich durch Beteiligung von Bakterien, die zur Entzündung führen, den Propioni-Bakterien. Um dies in den Griff zu bekommen, ist eine angepasste Gesichtspflege notwendig. Rosmarin und Thymian wirken gezielt gegen Propioni-Bakterien und wirken, unterstützt durch Hamameliswasser, entzündungshemmend.

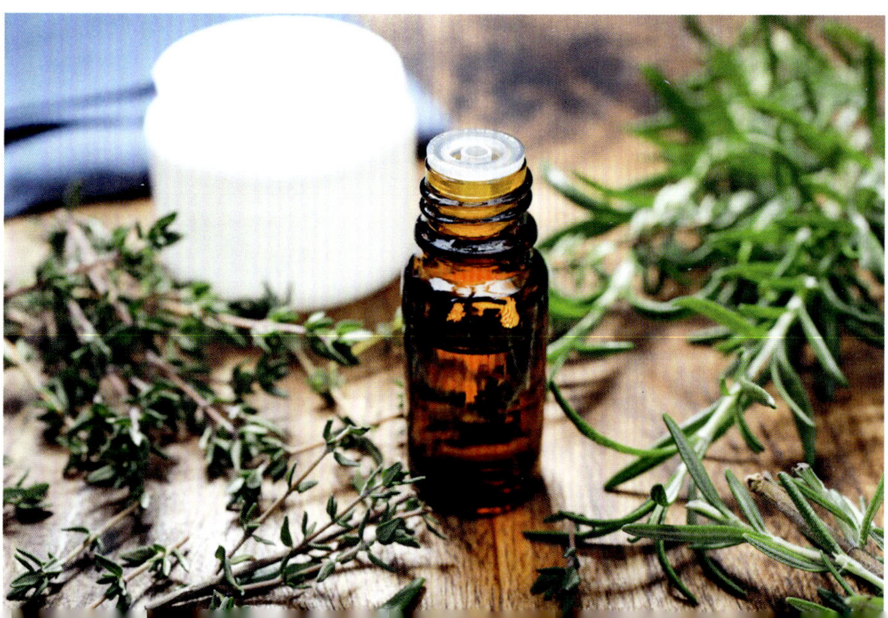

Akne-Creme

Für die Behandlung von Akne gibt es wenig gute Cremes. Dieses Rezept ist angenehm, weil es die Haut nicht austrocknet und gleichzeitig entzündungshemmend und antibakteriell wirkt. Es hilft nicht nur bei Hautunreinheiten, sondern auch bei kleineren Ekzemen und Windeldermatitis.

So geht's

- In einem hitzebeständigen Gefäß, zum Beispiel in einem Becherglas, kleineren Topf oder einer Schüssel, über dem kochenden Wasserbad erst das Wollfett, dann das Bienenwachs mit dem Cetylalkohol schmelzen.
- Sobald die Zutaten geschmolzen sind, unter Rühren das Ringelblumenöl hinzufügen. Die Mischung auf 60 °C erwärmen.
- In einem zweiten Wasserbad die Stiefmütterchentinktur ebenfalls auf 60 °C erwärmen.
- Die Ölmischung von der Herdplatte nehmen und die warme Stiefmütterchentinktur auf kleinster Stufe mit dem Handmixer einrühren. So lange weiterrühren, bis die Mischung handwarm ist. Dann das Teebaumöl hineintropfen und umrühren.
- Die Creme in die Salbendose füllen. Wenn sie abgekühlt ist, den Deckel aufschrauben.
- Zwei Monate haltbar.

Für ca. 50 g

10 g Adeps lanae anhydricum (wasserfreies Wollfett)
4 g Bienenwachs
4 g Cetylalkohol
30 ml Ringelblumenöl
40 ml Stiefmütterchentinktur
5 Tropfen Teebaumöl
Thermometer, Mixer, Salbendose (100 ml)

Tipps für den Einkauf

Achten Sie beim Kauf von Teebaumöl auf gute Qualität und bewahren Sie angebrochene Flaschen nicht länger als sechs Monate auf, da Teebaumöl schnell oxidiert und dann hautreizend wirkt.

Wenn Sie Stiefmütterchentinktur nicht so leicht bekommen können, greifen Sie stattdessen zu Kamillen- oder Ringelblumentinktur.

Für starke Nerven

Rosenwurztinktur

Wer im Gebirge unter unwirtlichen Bedingungen gedeiht, muss besondere Kräfte innehaben. Das hat sie, die Rosenwurz – ein Dickblattgewächs wie unsere Hauswurz. Sie ist das geniale Mittel bei vermehrtem Stress und Müdigkeit, schenkt starke Nerven und steigert die körperliche und geistige Leistungsfähigkeit.

Für 500 ml

70 g Rosenwurzwurzeln
500 ml Wodka (38 %)
Mörser oder Kaffeemühle, Schraubglas (500 ml), Tropfflaschen

So geht's

- Die Wurzeln mit einem Messer oder noch besser mit Mörser oder Kaffeemühle möglichst fein zerkleinern und in das Schraubglas geben. Mit dem Wodka übergießen.
- Drei Wochen stehen lassen, dabei regelmäßig schütteln. Sie können dabei zuschauen, wie sich die Tinktur dunkelrot verfärbt.
- Durch ein Sieb abfiltern und in Tropfflaschen füllen.
- Langfristig, also zwei bis drei Monate lang, zwei- bis dreimal täglich 20 Tropfen einnehmen (morgens, mittags und eventuell nachmittags, nicht abends!). Am besten in etwas Wasser, Tee oder Apfelsaft gelöst.

Adaptogene

Rosenwurz zählt wie Ginseng und Taigawurzel zu den Adaptogenen. Diese helfen dem Organismus, sich an große körperliche und emotionale Stresssituationen anzupassen, um diese Zeiten gut durchzustehen, ohne dabei zu erkranken. Adaptogene beruhigen bei Stress, ohne müde zu machen, und regen bei geistiger oder physischer Erschöpfung an, ohne aufzuputschen. Sie sind gut verträglich, auch bei längerer Einnahme, und ohne Nebenwirkungen. Sie wirken am besten in der Vorbeugung.

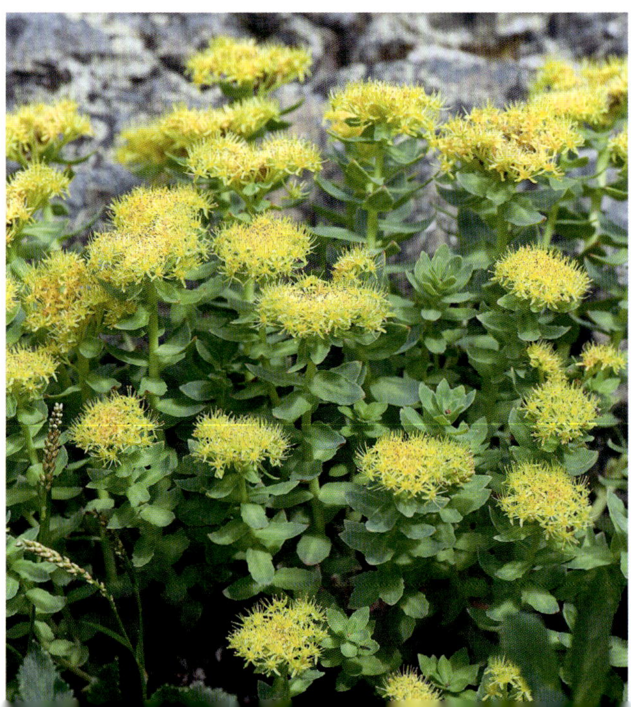

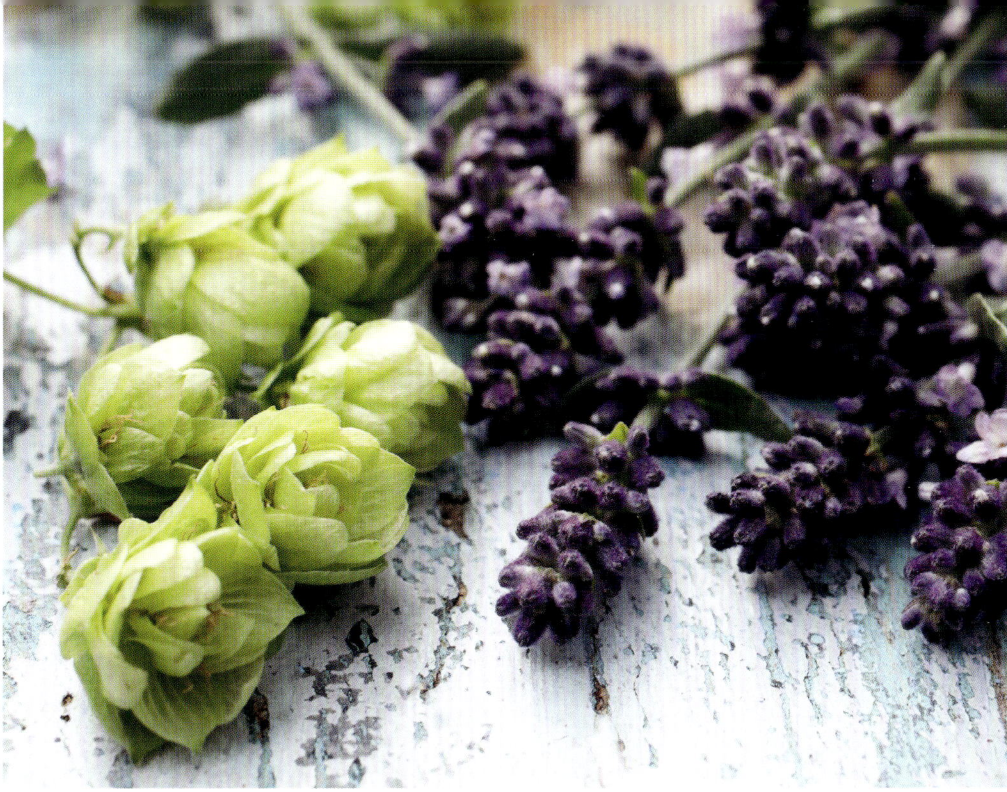

Hopfen-Entspannungsbad

Richtig gut entspannen lässt es sich in der Badewanne – bei einem Vollbad mit wohltuenden Kräuterauszügen. Anschließend werden Sie wie ein Murmeltier schlafen.

Für ein Vollbad

2 Handvoll Hopfenzapfen
1 Handvoll Lavendelblüten

So geht's

- 2 l Wasser zum Kochen bringen und 2–3 Minuten abkühlen lassen, dann über die Kräuter gießen und abgedeckt 10 Minuten ziehen lassen.
- Den Kräuterauszug ins eingelassene Vollbad geben und mit den Händen untermischen.
- 20 Minuten bei 37–38 °C baden.
- Für Kinder unter sechs Jahren nicht geeignet, für Kinder im Alter zwischen sechs und zwölf Jahren nimmt man die Hälfte der angegebenen Mengen.

Was wirkt wie?

Hopfen enthält Wirkstoffe, die so ähnlich wie unser „Schlafhormon“ Melatonin wirken und müde machen. Lavendel enthält beruhigendes ätherisches Öl, das nachweislich die Einschlafdauer verkürzt. Wenn Sie mögen, dann ersetzen Sie eine Handvoll Hopfen durch Melissenblätter, die ebenfalls entspannend wirken.

Ruhe-Tropfen

Es gibt viele Gründe, innerlich angespannt zu sein, und für jeden ist die Belastungsgrenze unterschiedlich. Besonders Dauerstress macht uns zu schaffen, da dann die körperlichen Symptome im Vordergrund stehen: Schlafstörungen, Störungen der Verdauung, Muskelverspannungen, Spannungskopfschmerzen, Akne, ein Neurodermitisschub, hormonelles Durcheinander ... Im Stress werden oft unsere Schwachpunkte sichtbar.

Für 200 ml

2 EL Baldrianwurzeln
1 EL Lavendelblüten
1 EL getrocknete oder 2 EL frische Melissenblätter
200 ml Alkohol (50 %)
Schraubglas (250 ml), feines Sieb, Tropfflaschen

So geht's

- Die Kräuter in ein Glas geben und mit dem Alkohol aufgießen.
- Drei Wochen stehen lassen, dabei täglich schütteln, dann durch ein feines Sieb in Tropfflaschen abgießen.
- Nehmen Sie dreimal täglich 30 Tropfen über einen Zeitraum von vier bis sechs Wochen ein, gerne auch länger. Die Dosierung ist bewusst hoch gewählt, so wirkt der Baldrian zuverlässig. Haben Sie mit dem Eintritt der Wirkung etwas Geduld, es kann schon einmal zwei Wochen dauern, bis Sie eine entspannende Wirkung feststellen.

Was wirkt wie?

Der einheimische Baldrian wirkt schlafanstoßend und verbessert die Schlafqualität, er kann aber noch mehr: Sicher kennen Sie seinen Einsatz bei Prüfungsangst. Er wirkt angstlösend und beruhigt, ohne müde zu machen, weil er entspannt. Lavendel wird dort, wo er heimisch ist, ebenfalls für die Themen Schlaf, Angst und Stress eingesetzt. Er wirkt aber auch gut und zuverlässig bei Erschöpfung, bei nervösen Verdauungs- und nervösen Herzbeschwerden. Und darin wird er durch die Melisse unterstützt.

Schlafwein

Das Einschlafen kann zur Qual werden, wenn man schon weiß, dass man sich von einer Seite auf die andere wälzen wird. Es gibt immer wieder Zeiten, in denen man innerlich so angespannt ist, dass das Abschalten schwerfällt. Und Abschalten ist Voraussetzung, um in den Schlaf zu finden. Wenn das Schäfchenzählen nicht mehr ausreicht, hilft dieses Rezept.

So geht's

- Die Kräuter in das Glas füllen, mit dem Wein aufgießen und zehn Tage bei Zimmertemperatur stehen lassen, dabei täglich schütteln.
- Durch ein Tuch oder einen Kaffeefilter abgießen.
- Abends vor dem Schlafen ein Likörgläschen trinken.
- Dunkel und kühl aufbewahren. Der Schlafwein hält sich etwa zwei bis drei Wochen.

Für 700 ml

10 g Melissenblätter
5 g Johanniskrautkraut
5 g Orangenblüten
3 g Weißdornblüten
700 ml trockener oder halbtrockener Weißwein
Schraubglas (750 ml), Tuch oder Kaffeefilter

Bitte nur likörglasweise

Sie können den Schlafwein auch trinken, wenn Sie nicht unter Schlafstörungen leiden. Er dient ebenfalls zur Nervenstärkung.

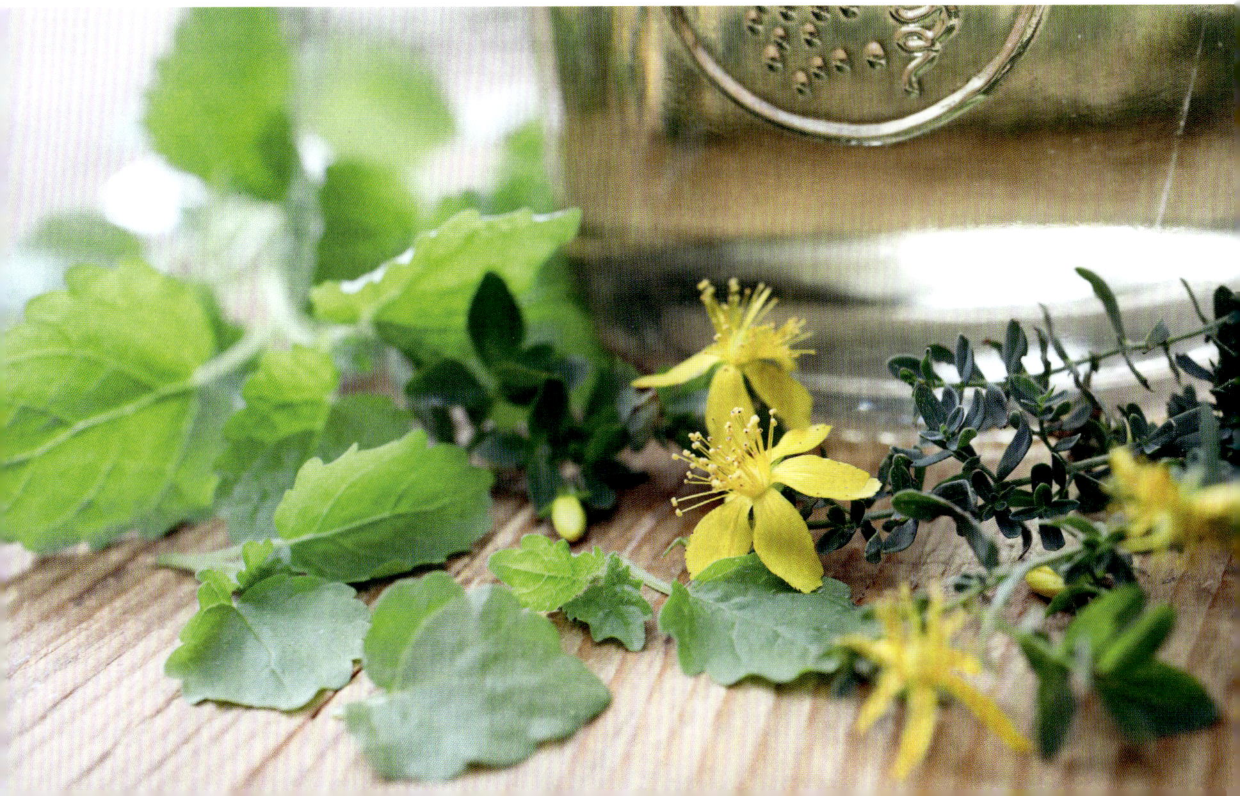

Melissengeist

Wenn das Gedankenkarussell kreist und die Nerven blank liegen, reagiert man häufig auch auf körperlicher Ebene. Während der eine Kopfschmerzen bekommt, klagt der nächste über nervöse Herzbeschwerden, wieder ein anderer leidet unter Bauchweh. Melissengeist beruhigt die Nerven und hilft bei nervös bedingten Verdauungsbeschwerden, Kopfweh oder Herzstolpern.

Für etwa 1 l

5 g Engelwurzwurzeln
3 g Gewürznelken
3 g Koriandersamen
10 g Pomeranzenschalen
3 g Zimtstange
15 g frische Bio-Zitronenschalen
3 g frisch geriebene Muskatnuss
20 g Melissenblätter
900 ml Schnaps (50–60 %)
Mörser, Schraubglas (1 l), Tuch oder Kaffeefilter, Tropfflaschen

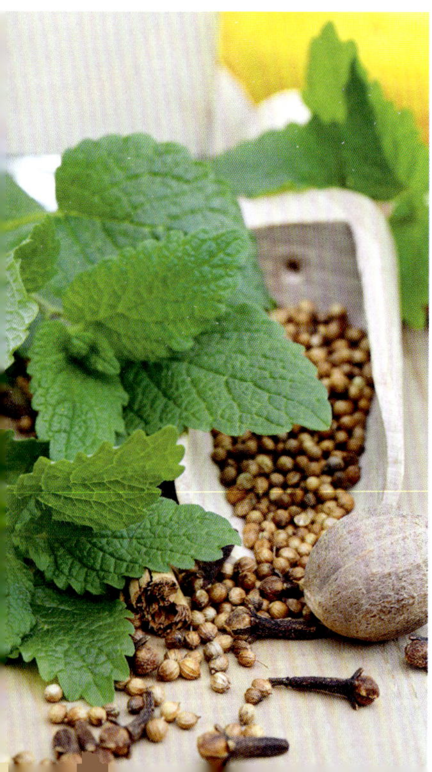

So geht's

- Engelwurz, Nelken, Koriander und Pomeranzenschale im Mörser anstoßen, Zimt auseinanderbröseln, Zitronenschale klein schneiden. Mit den restlichen Zutaten in das Glas füllen und den Alkohol darübergießen. Es ist wichtig, dass der Alkohol so hochprozentig ist, damit die ätherischen Öle optimal extrahiert werden können.
- 14 Tage bei Raumtemperatur ausziehen lassen, dann durch ein Tuch oder einen Kaffeefilter in Tropfflaschen abgießen.
- Bei Beschwerden in stressigen Zeiten dreimal täglich 20–30 Tropfen in etwas Wasser geben und als Kur über vier bis sechs Wochen trinken.
- Bei Kopfschmerzen äußerlich anwenden, also Stirn und Schläfen damit einreiben oder als Stirnauflage verwenden. Dazu 1 TL der Tinktur auf ein feuchtes Tuch geben und 10 Minuten auflegen.
- Dunkel und kühl aufbewahrt hält sich der Melissengeist mindestens ein Jahr.

Von alters her

Der Melissengeist hatte seine Hochzeit zur Zeit der ansteckenden Epidemien im Mittelalter. Aufgrund seiner aromatischen Heilpflanzen wirkt er auch keimwidrig und kann vor Ansteckungen schützen. Daher kann er in Erkältungszeiten vorbeugend eingenommen werden: Hierfür dreimal täglich 20–30 Tropfen in etwas Wasser einnehmen.

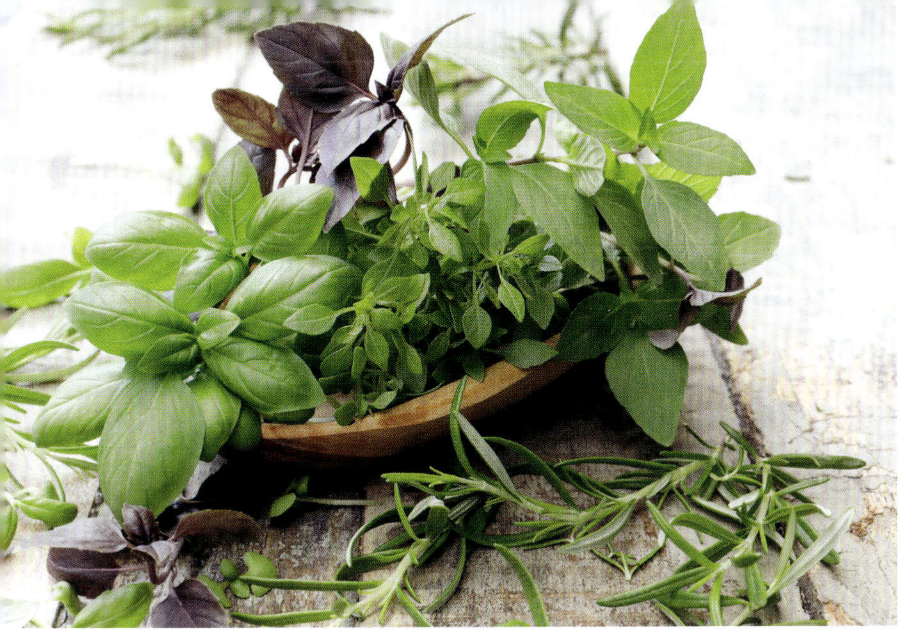

Konzentrationstee

Wer erschöpft und ausgelaugt ist, greift meist zu Kaffee oder Schwarztee, um den Tag zu überstehen – und wird dabei eher nervös und noch angespannter. Trinken Sie stattdessen einen Kräutertee, der ohne Nebenwirkungen wach macht, stärkt und kräftigt.

Für eine 100-g-Teemischung

60 g Basilikumblätter, am besten selbst geerntet und getrocknet, gerne verschiedene Arten wie Tulsi-, Thai- oder Afrikanisches Basilikum, Strauch-, Limonen- oder Griechisches Basilikum
20 g Grünteeblätter
20 g Rosmarinblätter

So geht's

- Pro Tasse 1 TL der Mischung mit einer Tasse heißem Wasser überbrühen.
- 10 Minuten bedeckt ziehen lassen, abgießen.
- Nach Wunsch mit Honig süßen und morgens und nachmittags eine Tasse, bei Bedarf auch mehr trinken.

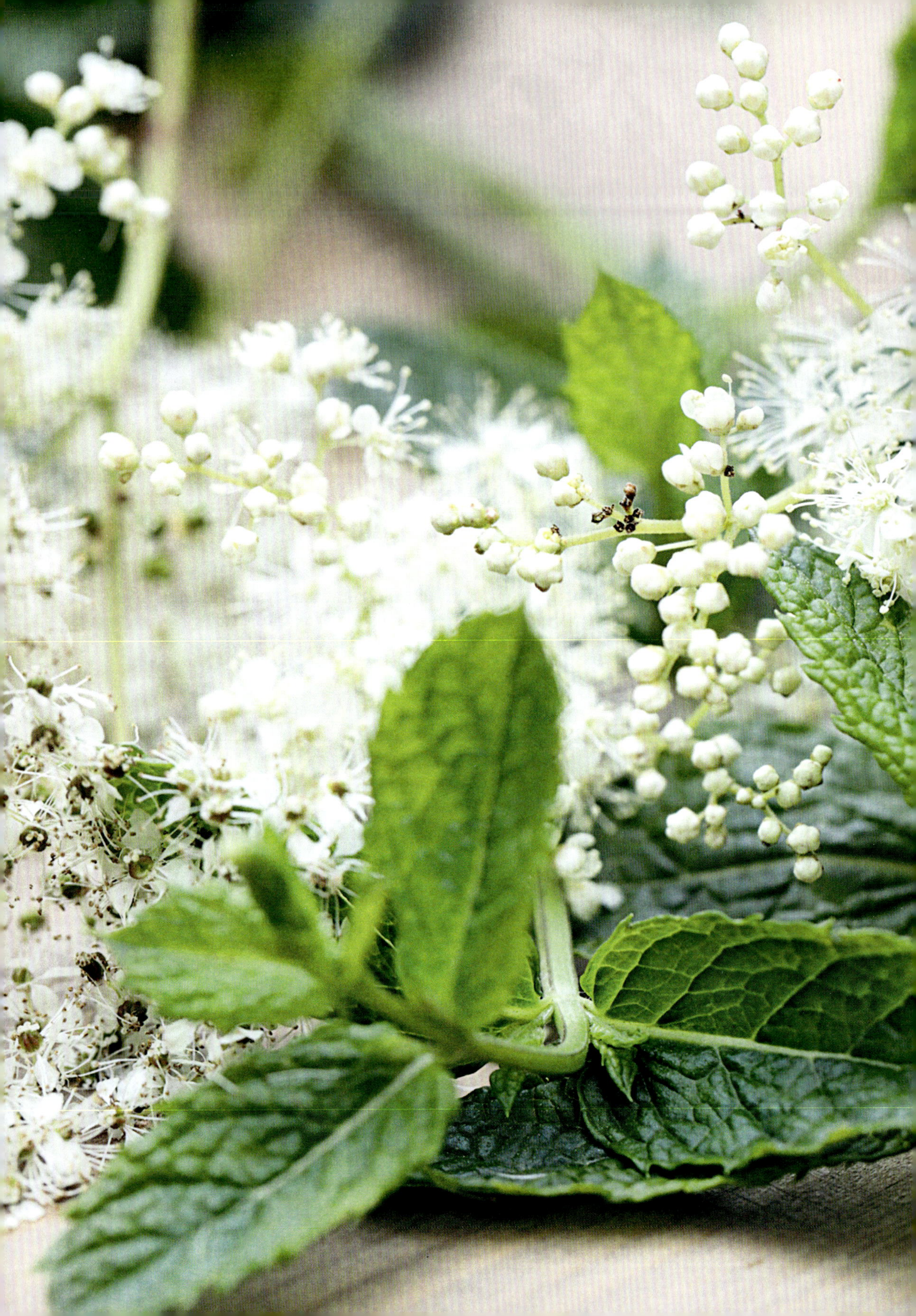

Schmerz, Herz und Kreislauf

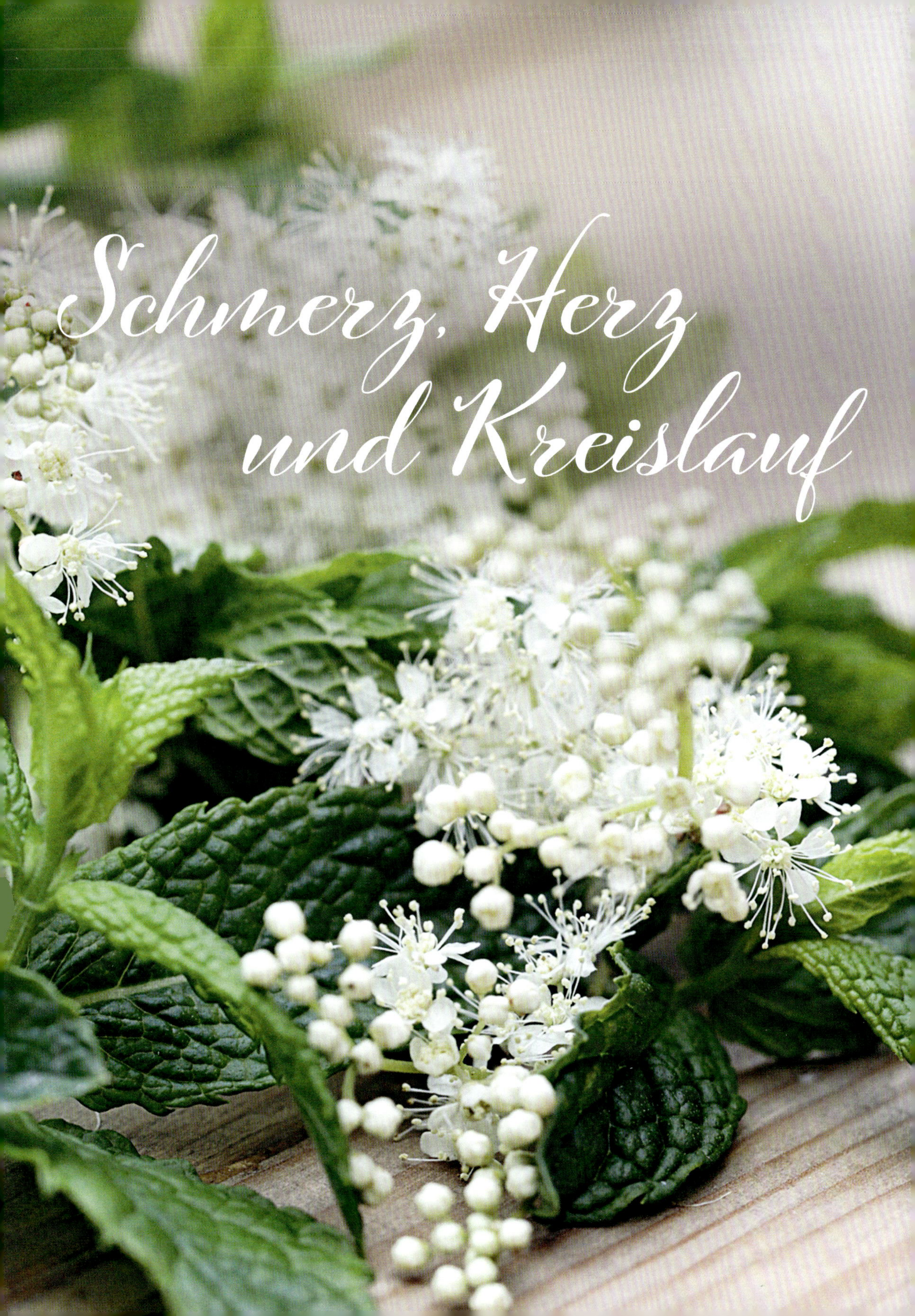

Kopfweh

„Von Kopf zu Fuß"-Fußbad

Menschen mit Kopfschmerzen leiden oft unter eiskalten Füßen. Wenn Sie auch dazu gehören, probieren Sie meinen Tipp aus: ein warmes, ansteigendes Fußbad mit Ingwer. Das tut gut und kann beginnende Kopfschmerzen verjagen.

Für ein Fußbad

1 kleinere Knolle Bio-Ingwer
Reibe, Thermometer, Fußbadewanne oder Putzeimer, Wollsocken

So geht's

- Ingwer reiben, mit 1 l heißem Wasser überbrühen und bedeckt 10 Minuten ziehen lassen.
- In die Fußbadewanne gießen und mit kaltem Wasser auf 35 °C herunterkühlen.
- Füße hineinstellen und während der 10–15-minütigen Badedauer immer wieder vorsichtig kleine Mengen heißes Wasser zugeben und so die Temperatur langsam auf 40–41 °C steigern.
- Anschließend die Füße nur grob abtupfen, dicke Wollsocken anziehen und im Bett 30 Minuten nachruhen.

Weitere Kopfweh-Tipps

Ab in die Wanne: Bis zum Hals in 38 °C warmes Wasser eintauchen und 15 Minuten die schwerelose Entspannung genießen. Auch das tut gut und beugt Kopfweh vor.
Bewährter Kneipp-Tipp: Die Unterarme für wenige Minuten in kaltes Wasser tauchen und danach kräftig abrubbeln.
Tropen-Tipp: Eine Bekannte aus Malaysia empfahl mir den folgenden Tipp aus ihrer Heimat: die Schläfen mit einer frisch angeschnittenen Ingwerscheibe einreiben.

Fußbad bei Kopfweh?

Warum etwas für die Füße tun, wo doch der Kopf wehtut? Ein Fußbad hilft beim Entspannen und verbessert reflektorisch die Kopfdurchblutung – das erklärt man sich durch Ableitung von Blut aus dem „überfüllten" Kopf in die untere Extremität.

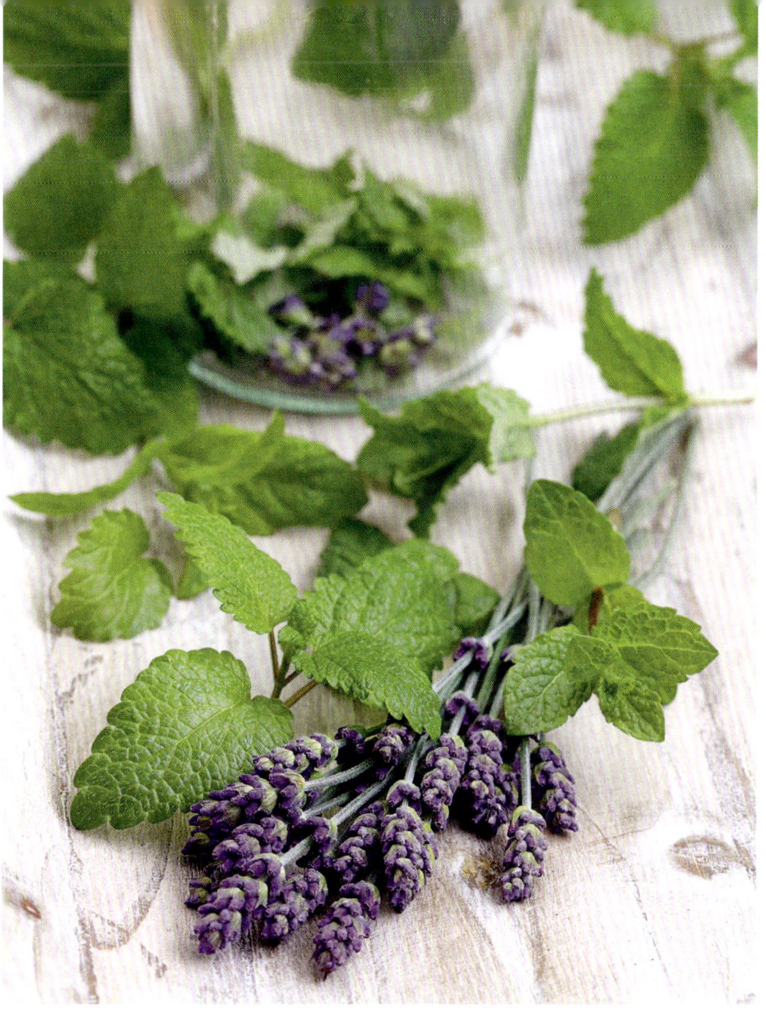

Kopfwehtinktur

Diese Rezeptur hatte ich zu Beginn meiner Seminartätigkeit vor 30 Jahren entwickelt, und sie hat sich seitdem vielfachst bewährt als „die Tinktur aus der Natur".

So geht's

- Alle Pflanzen klein schneiden und zusätzlich noch fein mörsern.
- Zusammen mit dem Alkohol in das Glas füllen.
- Zwei bis drei Wochen stehen lassen, regelmäßig schütteln.
- Anschließend in Tropfflaschen abfiltern.
- Vorbeugend bzw. bei beginnenden Kopfschmerzen dreimal täglich 20 Tropfen einnehmen. Im Akutfall 30–40 Tropfen einnehmen.

Für 100 ml

2 EL frische Pfefferminzblätter
2 EL frische Melissenblätter
2 EL frisches Mutterkrautkraut
2 EL frische Lavendelblüten
100 ml Wodka (38 %)
Mörser, helles Schraubglas, 2 Tropfflaschen (50 ml)

Kopfschmerz-Roller

Wenn sich Kopfschmerzen ankündigen, muss es schnell gehen, damit sie gar nicht erst an Fahrt gewinnen. Dafür eignet sich ätherisches Pfefferminzöl vorzüglich, es blockiert die Schmerzweiterleitung und wirkt kühlend.

Für ein Roll-on-Fläschchen (10 ml)

25 Tropfen ätherisches Pfefferminzöl (entspricht 1 ml)
9 ml Wodka (42 %)
Roll-on-Fläschchen (10 ml)

So geht's

- Das ätherische Pfefferminzöl in das Roll-on-Fläschchen geben und mit dem Wodka auffüllen. Gut durchschütteln. Die Flüssigkeit sieht etwas trüb aus, das ist normal.
- Bei empfindlicher Haut können Sie den Wodka durch Jojobaöl ersetzen.
- Bei beginnenden Kopfschmerzen auf Stirn, Schläfen und Nacken auftragen. Innerhalb 10 Minuten noch einmal wiederholen.
- Etwa ein Jahr haltbar.

So wirksam wie Paracetamol

Bereits 1998 konnte in einer Studie gezeigt werden, dass ätherisches Pfefferminzöl bei Spannungskopfschmerzen gleich wirksam ist wie Paracetamol. Hierfür wurde ein 10 %iges Pfefferminzöl auf Stirn und Schläfen aufgetragen. Bereits nach 15 Minuten wurde die gleiche Wirkung wie bei der Einnahme von 1000 mg Paracetamol erzielt.

Kopfentspannungs-Tee

Die häufigste chronische Kopfschmerzform ist der Spannungskopfschmerz, bei dem man das Gefühl hat, der Schmerz liegt wie ein Ring um den Kopf. Häufig ist auch die Nackenmuskulatur verspannt. Dieser Tee wirkt schmerzlindernd und krampflösend. Trinken Sie ihn bei den ersten Anzeichen.

So geht's

- 1 TL der Mischung mit einer Tasse kochendem Wasser übergießen, 10 Minuten bedeckt ziehen lassen.
- Bei den ersten Anzeichen zwei bis drei Tassen täglich trinken.

Für eine 100-g-Teemischung

30 g Pfefferminzblätter
30 g Mutterkrautkraut
20 g Gänsefingerkraut-kraut
20 g Mädesüßkraut

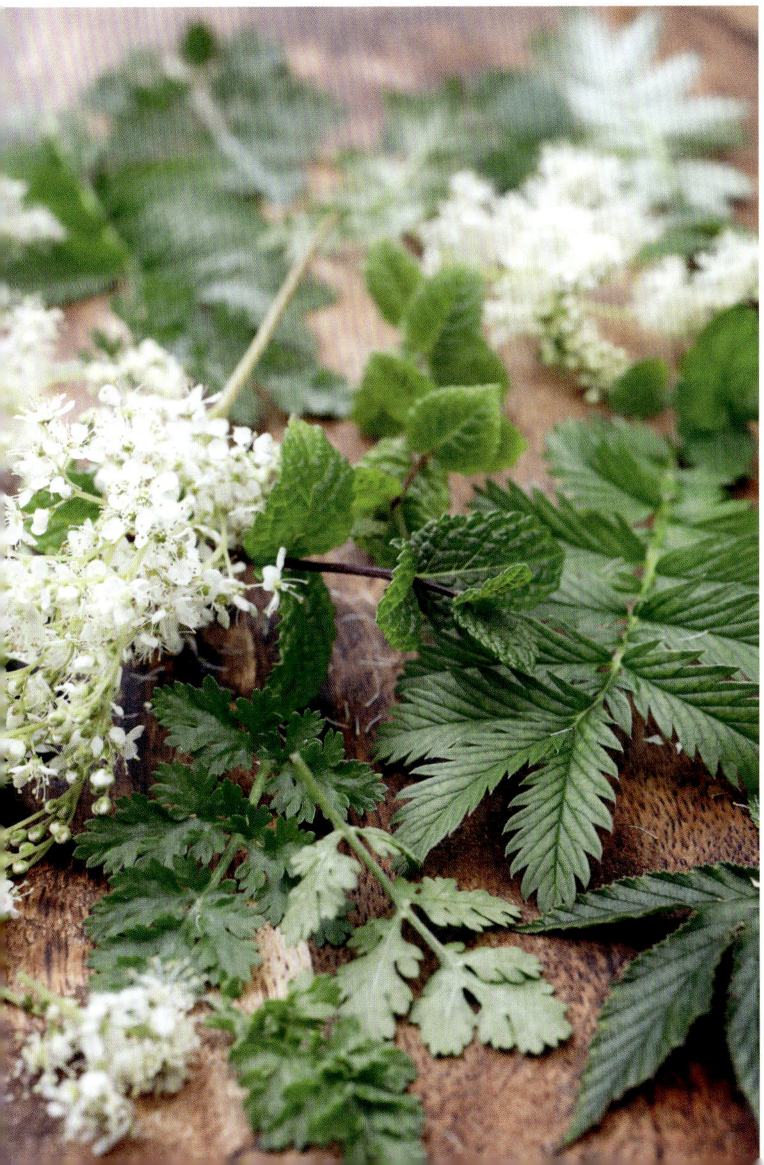

Woher kommen Kopfschmerzen?

Fachleute unterscheiden über 240 verschiedene Arten von Kopfschmerzen, unterschieden nach Heftigkeit, Häufigkeit, Art, Auslöser etc. Am häufigsten kommt der Spannungskopfschmerz vor. Die häufigsten Ursachen sind: Verspannungen im Schulter-Nacken-Bereich, Stress, Bildschirmarbeit, mangelnde Flüssigkeitszufuhr, hormonelles Ungleichgewicht (PMS), Wetterfühligkeit, Schlafmangel.
Achten Sie bei chronischen Kopfschmerzen auf den Auslöser und vermeiden Sie den übermäßigen Gebrauch von chemisch-synthetischen Schmerzmitteln, denn damit steigt das Risiko für medikamenteninduzierten Kopfschmerz und Sie kommen aus der Schmerzspirale schlecht wieder heraus.

Beweglich bleiben

„Alles vom Löwenzahn"-Salat

Alle Rheumatiker sollten am Ende des Winters eine Löwenzahnkur machen, da sind sich alte Naturheilkundler einig. Damit dieses Wissen nicht vergessen wird, hier ein Genuss-Rezept mit Löwenzahn pur: einfach selbst sammeln, zubereiten und aufessen!

Für 1 Portion

Für den Salat

1 Handvoll Löwenzahnblätter
1 EL Löwenzahnknospen
1 Löwenzahnwurzel
15 Löwenzahnblüten
1 Knoblauchzehe
eine Auswahl dieser Zutaten nach Wunsch: Apfel, Banane oder Birne, gekochte Maiskörner, Champignons, hart gekochte Eier, geröstete Brotwürfelchen, Käse, Nüsse oder Sonnenblumenkerne, warme Kartoffeln

Für das Dressing

3 EL Sonnenblumenöl
1 EL Essig
1 TL süßer Senf
evtl. 1 TL Fruchtgelee
Pfeffer, Salz

So geht's

- Blätter und Knospen vom Löwenzahn kurz warm abbrausen, trocknen. Die Löwenzahnwurzel sauber schrubben und sehr klein schneiden. Bei den Blüten die gelben Blütchen aus dem Kelch zupfen.
- Die Salatschüssel mit der halbierten Knoblauchzehe ausreiben und darin das Dressing aus den genannten Zutaten zubereiten und abschmecken. Löwenzahnblätter, -knospen und -wurzel 30 Minuten im Dressing marinieren.
- Eine beliebige Auswahl der optionalen Zutaten klein schneiden und unterheben. Äpfel sollten nach Möglichkeit immer dabei sein, sie mildern die Bitterkeit des Löwenzahns. Und Sie haben auf jeder Gabel Gesundheit und Geschmack pur!
- Zum Schluss mit den gelben Blütchen garniert servieren.

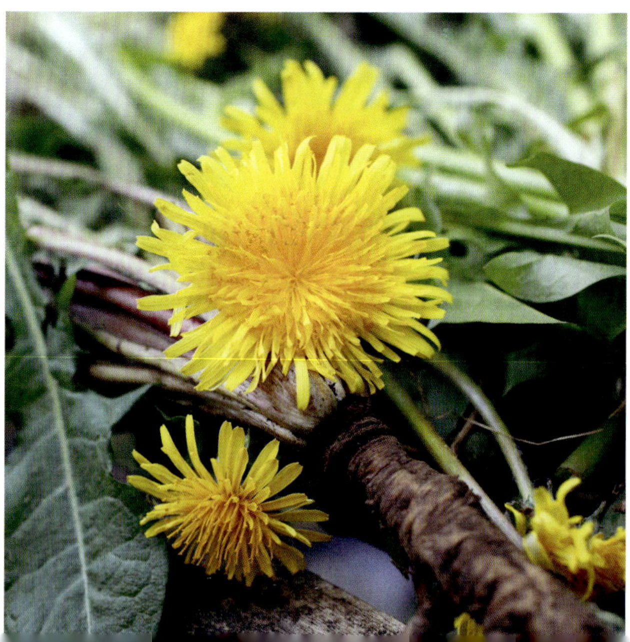

Rheuma-Tee

Diese Mischung hilft, wenn es bereits im Gebälk kracht, die Bewegungen schwerfallen und die Gelenke schmerzen. Der Tee unterstützt den Körper bei der Ausscheidung von Säuren und anderen Stoffwechselendprodukten, die sich im Bindegewebe einlagern und langfristig zu rheumatischen Beschwerden führen können.

Für eine 100-g-Teemischung

25 g Weidenrinde
25 g Mädesüßblüten
20 g Brennnesselblätter
15 g Queckenwurzeln
15 g Wacholderbeeren
Mörser

So geht's

- Die Wacholderbeeren im Mörser anquetschen, mit den anderen Zutaten mischen. 1 TL der Mischung mit einer Tasse kochendem Wasser übergießen, 10–15 Minuten bedeckt ziehen lassen.
- Zwei bis drei Tassen täglich über einen Zeitraum von vier bis sechs Wochen trinken. Die regelmäßige Einnahme ist wichtig für die schmerzlindernde Wirkung.

Was wirkt wie?

Früher war Rheuma typisch für arme Leute, die in feuchten und kalten Behausungen lebten, heute zählt es zu den Volkskrankheiten. Zwei der in der Teemischung enthaltenen Pflanzen lieben feuchte Standorte: Weide und Mädesüß wachsen an Wasserläufen und auf feuchten Wiesen. Diese Beobachtung hat die Menschen früher zu der Vermutung veranlasst, diese Pflanzen könnten gegen Erkrankungen, die durch Feuchtigkeit und Kälte ausgelöst werden, helfen. Und in der Tat fanden sich bei genauerer Untersuchung Salicinverbindungen, die später sogar synthetisch nachgebaut als bekannte Kopfschmerztablette auf den Markt kamen. Diese Verbindungen wirken schmerzlindernd und entzündungshemmend, die Wirkung tritt nach etwa 2 Stunden ein. Schmerzlindernd und entzündungshemmend wirkt auch die Rheumapflanze der Volksheilkunde Brennnessel. Und Queckenwurzel enthält reichlich Mineralien und hilft der Niere, Säuren auszuscheiden.

Franzbranntwein

Franzbranntwein ist ein Klassiker bei der Behandlung von Verspannungen, Gelenk- und Nervenschmerzen. Gewöhnlicherweise enthält er Alkohol mit verschiedenen ätherischen Ölen – diese Rezeptur des Spiritus Vini Gallici kommt ohne den Zusatz ätherischer Öle aus.

Für ca. 150 ml

30 g frisch gesammelte Fichten- oder Kieferntriebe (wahlweise -nadeln)
½ Zweig Rosmarin
5 g Wacholderbeeren
abgeriebene Schale von ½ Zitrone
150 ml Wodka (40 %)
Wiegemesser, Mörser, Schraubglas (200 ml), Tuch oder Kaffeefilter

So geht's

- Die gesammelten Triebe etwas ausschütteln und mit dem Wiegemesser ganz fein schneiden. Die zerkleinerten Nadeln in einen Mörser geben und anquetschen.
- Die Blätter vom Rosmarinzweig abstreifen und ebenfalls mit dem Wiegemesser klein schneiden.
- Die Wacholderbeeren fest und gleichmäßig im Mörser anquetschen.
- Alles zusammen mit der Zitronenschale in ein Schraubglas geben und mit dem Wodka aufgießen. Mit einem Rest Wodka den Mörser gründlich ausspülen und ebenfalls ins Glas geben.
- Vier Wochen ausziehen, dabei täglich schütteln, damit sich die Wirkstoffe gut lösen.
- Dann durch einen Kaffeefilter oder ein Tuch abgießen und dunkel und kühl aufbewahren.
- Zur Einreibung bei schmerzenden Gelenken, Muskelverspannungen, Hexenschuss und Co.
- Hält sich jahrelang.

Woher kommt der Name?

Als Franzbranntwein bezeichnete man im 18. und 19. Jahrhundert ganz allgemein aus französischen Weinen hergestellte Brände, vor allem Cognac und Armagnac. Erst im 20. Jahrhundert verstand man darunter ein durchblutungsförderndes Einreibemittel. Man erzählt sich, dass an dessen Entstehung Napoleon maßgeblich beteiligt war: Als er 1805 das besetzte Wien freigab, ließen die französischen Soldaten fässerweise Branntwein zurück. Die Wiener, an süßen Weißwein gewöhnt, verwendeten die duftende Flüssigkeit als durchblutungsfördernde Einreibung. In den bald geleerten Fässern setzten sie schließlich selbst Alkohol an, vermengten ihn mit allerhand Kräutern und sprachen fortan von „Franzbranntwein".

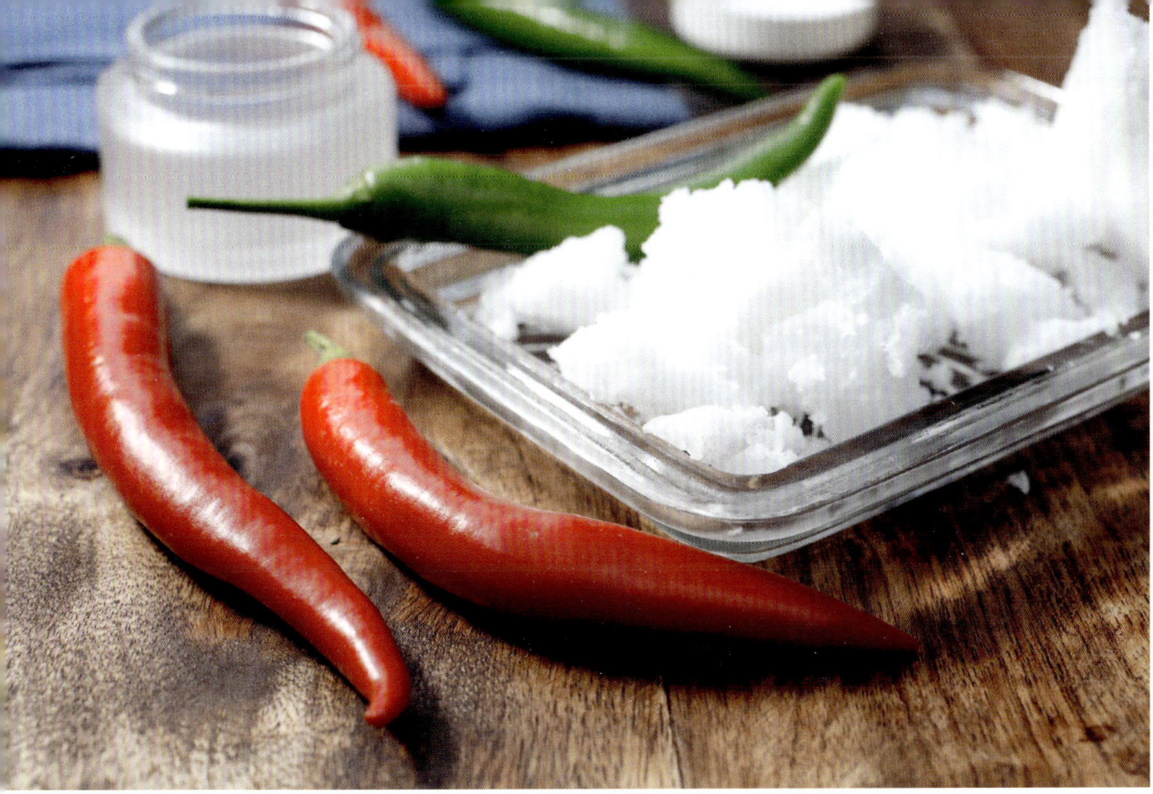

Chili-Salbe

In Salben, Cremes und Pflastern hilft Chili bei Muskelverspannungen und Nervenschmerzen, denn der Wirkstoff Capsaicin fördert die Durchblutung der Haut und der Muskulatur und wirkt entzündungshemmend.

So geht's

- Die Chilischote gut klein schneiden und im Wasserbad mit dem Kokosöl auf etwa 50 °C erwärmen.
- Hitze etwa 30 Minuten halten, immer wieder umrühren, dann das Gefäß abdecken, in eine Decke wickeln und über Nacht stehen lassen.
- Am nächsten Tag nochmals erwärmen, durch ein Sieb gießen und in Salbendosen abfüllen.
- Für Einreibungen bei Muskelverspannungen, Gelenk- und Nervenschmerzen. Es kann zu Hautrötungen, Hautbrennen und -jucken führen – das sind normale Reaktionen!
- Nicht im Gesicht auftragen und nach dem Einreiben die Hände gründlich waschen.
- Etwa zwei Jahre haltbar.

Für 100 g

30 g frische oder 15 g getrocknete Chili
100 g Kokosöl
Thermometer, Decke, Salbendosen

Nicht zu scharf!

Je nach Chili-Sorte ist der Capsaicingehalt unterschiedlich hoch. Für dieses Rezept werden milde Peperoni (100–500 Scoville) oder mittelscharfe Sorten (500–1000 Scoville) verwendet. Die Peperonisorten, die man im Supermarkt bekommt, liegen üblicherweise in diesem Bereich.

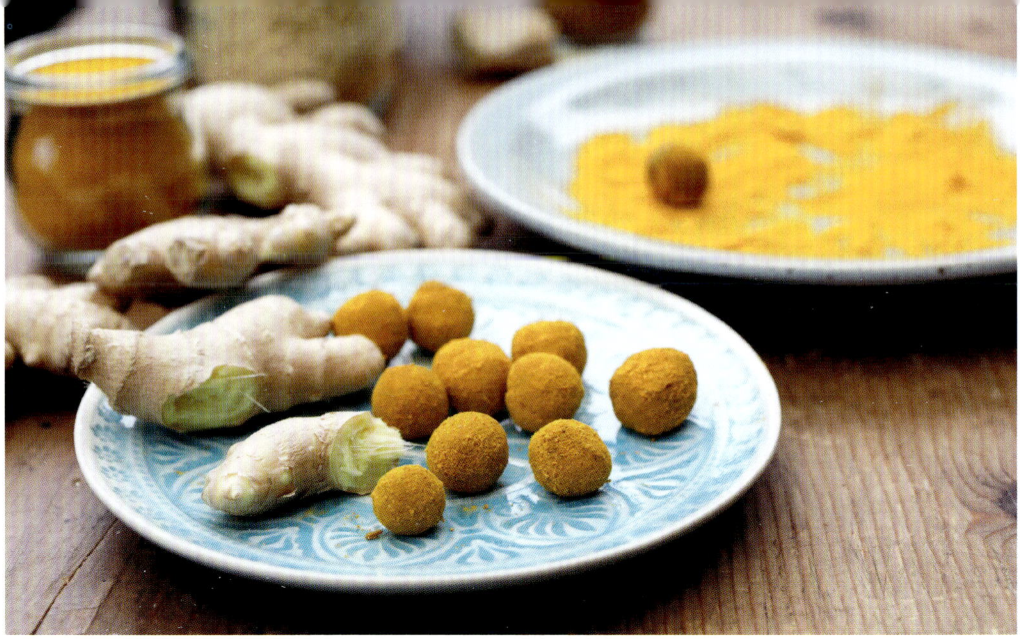

Goldene Schmerzpillen

Gelbwurz gehört zu den Ingwergewächsen aus (sub-)tropischen Gefilden, und ihre Wurzeln haben es in sich: Sie ist neben Gewürz, Kosmetikum und Färbemittel eine bestwirksame Arzneidroge. Wenn in Ihrem Bewegungsapparat Schmerzen mit Entzündungen einhergehen, bei Arthritis und Arthrose zum Beispiel, gilt sie als hochpotenter Entzündungshemmer. Dabei unterstützt sie die schulmedizinische Behandlung so gut, dass sie die Dosis nebenwirkungsreicher Präparate sogar reduzieren helfen kann.

frischer Ingwer
Mischung aus Gelbwurz-, Ingwer- und Zimtpulver (zu gleichen Teilen)
Pfefferkörner
etwas Gelbwurzpulver zum Bepudern
Pfeffermühle, Reibe, Mörser

So geht's

- Etwas Ingwer reiben. Vier Teile frisch geriebener Ingwer mit einem Teil der Pulvermischung im Mörser mischen, bis eine Paste entsteht.
- Diese zu kleinen Kugeln formen, mit einer Prise frisch gemahlenem Pfeffer überstreuen, mit Gelbwurzpulver bepudern (wie auf Seite 49) und auf Vorrat trocknen.
- Täglich eine bis drei „Pillen" einnehmen, Sie können sie auch direkt vor dem Servieren in Speisen mischen.

Was wirkt wie?

Gelbwurz (Kurkuma) gilt als gute und selbst bei langfristiger Einnahme quasi nebenwirkungsfreie Alternative zu synthetischen Entzündungshemmern: Das antioxidative, zellschützende Curcumin hemmt die Bildung entzündungsauslösender Prostaglandine (Gewebshormone). Wenige Pflanzen wurden in letzter Zeit so ausführlich untersucht wie die Gelbwurz, die mehr als verdauungsfördernd wirkt: unter anderem als Zellschützer, tumorhemmend, keimwidrig, hautschützend und immunstimulierend.

Lindern mit Ingwer

Ingwer wärmt und er enthält in seinem fein duftenden ätherischen Öl schmerzstillende Substanzen, die in ihrer chemischen Struktur der Salicylsäure ähnlich sind. Hier stelle ich Ihnen drei meiner Lieblingsrezepte mit Ingwer vor, die fein duften, schnell und einfach zuzubereiten sind und gut wirken.

Ingwerwickel

Für einen Wickel

1 kleinere Knolle Bio-Ingwer
100 ml Apfelessig
Geschirrtuch, Handtuch

So geht's

- Ingwer klein schneiden, den Essig kurz erwärmen und darübergießen, 10 Minuten ziehen lassen.
- Das Geschirrtuch mit dem Sud tränken und auf das schmerzende Gelenk legen.
- Handtuch zum Schützen und Warmhalten darumwickeln und 20 Minuten lang genießen.

Ingwerbad

Für ein Vollbad

1 mittelgroße Knolle Bio-Ingwer
Reibe

So geht's

- Ingwer reiben und mit 2 l heißem Wasser übergießen. Bedeckt 15 Minuten ziehen lassen, dann abfiltrieren.
- Den Ingwersud dem eingelaufenen Badewasser zugeben, 20 Minuten lang baden.
- Anschließend ins Bett legen. Bald sind Sie bis in alle Zellen aufgewärmt und ohne Schmerzen.

Ingweröl

1 kleinere Knolle Bio-Ingwer
Sesamöl
Reibe, Mulltuch oder Stofftaschentuch, kleines Schraubglas

So geht's

- Ingwer reiben, den Saft durch ein Mulltuch oder Taschentuch auspressen.
- Ein Teil Ingwersaft mit fünf Teilen Sesamöl mischen.
- Schmerzende Gliedmaßen oder auch einfach kalte Hände oder Füße damit einreiben.
- Den Rest im Schraubglas aufheben; er ist im Kühlschrank drei bis vier Tage haltbar.
- Das Ingweröl ist vielfältig einsetzbar: äußerlich gegen Schmerzen oder zum Wärmen. Und wenn nichts wehtut, können Sie es einfach in der Küche verwenden: zu Spaghetti, Gemüse oder in den Salat, zu indischen Gerichten mit Curry oder Kokosmilch. Es schmeckt einfach herrlich!

Herzunterstützer

Herzunterstützer-Tee

Kennen Sie das auch? Plötzlich gerät das Herz aus dem Takt, es zieht, zupft, drückt und klopft übermäßig, vielleicht werden Sie auch etwas kurzatmiger. Solche Beschwerden gehören ärztlich abgeklärt – und haben oft keine organische Ursache. In solchen Fällen kann eine Herzunterstützer-Teekur sinnvoll sein.

Für eine 100-g-Teemischung

40 g Weißdornblätter mit -blüten
20 g Schafgarbenkraut
20 g Herzgespannkraut
20 g Melissenblätter

So geht's

- 1 TL mit einer Tasse kochendem Wasser übergießen, 10 Minuten bedeckt ziehen lassen.
- Bei den ersten Anzeichen zwei bis drei Tassen täglich über vier bis sechs Wochen trinken.

Was wirkt wie?

Das Herz zu hegen und zu pflegen, ist spätestens ab 50 wichtig. Weißdorn ist dafür perfekt, denn er unterstützt das Herz bei seiner Arbeit, ohne es anzustrengen, er „ökonomisiert" die Herzarbeit. Die Bitterstoffe in Schafgarbe und Herzgespann verbessern zusätzlich die Durchblutung des Herzmuskels, das Kalium im Löwenzahn wirkt rhythmusausgleichend und die Melisse „lässt das Herz lachen" (sagte Hildegard von Bingen). Herzgespann wirkt baldrianähnlich beruhigend und leicht blutdrucksenkend. Daher hilft der Tee auch gut bei stressbedingten Herzbeschwerden, wenn ab und zu der Blutdruck steigt, ohne dauerhaft erhöht zu sein.

Variante: Herzunterstützer-Tinktur

Gut für eine Herzunterstützungskur eignet sich auch diese Tinktur, in der die gleichen Heilpflanzen wie im Tee verarbeitet werden.
1 EL Weißdornblätter mit -blüten und je 1 TL Lavendelblüten, Herzgespannkraut und Melissenblätter in ein passendes Glas mit Deckel geben. Mit 150 ml Alkohol (50 %) aufgießen. Drei Wochen stehen lassen, dabei täglich schütteln, dann durch ein feines Sieb abgießen. In eine Tropfflasche füllen. Dreimal täglich 20 Tropfen über einen Zeitraum von vier bis sechs Wochen einnehmen. Die Tinktur ist bei Raumtemperatur und lichtgeschützt aufbewahrt zwei bis drei Jahre haltbar.

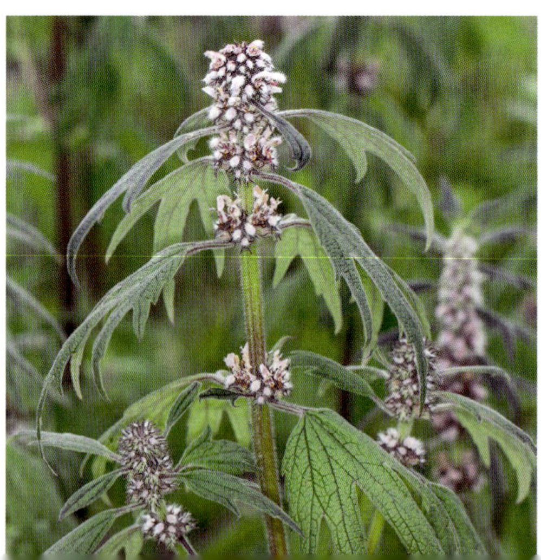

„Bittere Herzhilfe"-Tinktur

Bitter im Mund, dem Herzen gesund – sagt ein altes deutsches Sprichwort. Und tatsächlich finden sich in traditionellen Herztees auch Heilpflanzen, die Bitterstoffe enthalten. Diese Tinktur mit kräftig bitteren Pflanzen ist gedacht für Menschen, die ein geschwächtes Herz haben, das noch nicht behandlungsbedürftig ist, und für Menschen mit niedrigem Blutdruck und Ohnmachtsneigung. Bitte denken Sie daran, diese Beschwerden immer fachärztlich abklären zu lassen.

Für 150 ml

1 EL Enzianwurzeln
1 EL Galgantwurzeln
1 EL Weißdornblätter mit -blüten
150 ml Alkohol (70 %)
Mörser, Schraubglas (200 ml), feines Sieb, Tropfflaschen

So geht's

- Enzian- und Galgantwurzel im Mörser anstoßen und mit dem Weißdorn in ein Glas füllen. Den Alkohol darübergießen.
- Drei Wochen stehen lassen, dabei täglich schütteln, dann durch ein feines Sieb abgießen und in Tropfflaschen füllen.
- Nehmen Sie die Tropfen bei Bedarf als Einzeldosis ein: Am besten 20 Tropfen direkt auf die Zunge oder 50 Tropfen auf ein Glas (200 ml) Wasser, das sie schluckweise innerhalb von 5 Minuten austrinken. Die Kombination von stark bitteren Pflanzen und Weißdorn wirkt schnell bei Kreislaufproblemen und herzbedingter Atemnot, zum Beispiel beim Wandern in der Höhe.
- Die Tinktur ist bei Raumtemperatur und lichtgeschützt aufbewahrt zwei bis drei Jahre haltbar.

Was wirkt wie?

Bitterstoffe wirken nicht nur verdauungsfördernd, ihre Wirkungen sind weitaus vielfältiger. Über die Geschmackswahrnehmung „bitter" wird eine ganze Kaskade an Reaktionen im Körper ausgelöst. Neben der Anregung der Verdauungssaftbildung haben sie eine Wirkung auf unser vegetatives Nervensystem. Der Sympathikus ist für die Reaktion auf Stress bzw. Reize zuständig, der Parasympathikus für Erholung und Regeneration. Bitterstoffe unterstützen den Ausgleich zwischen den beiden Gegenspielern. Das tut dem gestressten Herzen gut. Außerdem regen Bitterstoffe allgemein die Durchblutung und damit auch die Durchblutung der Herzkranzgefäße an. Dadurch wird der Herzmuskel besser mit Nährstoffen und Sauerstoff versorgt und arbeitet kräftiger. Man spricht in dem Zusammenhang von der „Ökonomisierung der Herzarbeit".

Herzwein

Manchmal braucht es einen Herz- und Seelentröster, ein wirksames Schlückchen Medizinalwein – und schon wird es Ihnen wieder warm ums Herz. Dieser Herzwein ist zugleich ein gutes Tonikum zur Stärkung nach einer Erkrankung und hilft Ihnen, schneller zu genesen.

Für 750 ml

2 EL Rosmarinblätter
3 EL Weißdornblätter und -blüten
1 EL Schafgarbenblüten
2 EL Rosinen
1 TL frisch geriebener Ingwer
1 TL frisch zerkleinerte Zimtstange
750 ml Likörwein oder Bio-Rotwein (alternativ Bio-Weißwein)
evtl. 1–2 EL Honig

So geht's

- Entweder die Kräuter, Rosinen, Ingwer und Zimt in den Wein geben – am besten direkt in die Weinflasche – und zehn Tage lang ausziehen, dabei regelmäßig schütteln. Abgießen.
- Oder zum sofortigen Einsatz Kräuter, Rosinen, Ingwer und Zimt mit dem Wein zusammen kurz zum Sieden bringen, abgedeckt 5–10 Minuten ziehen lassen, abgießen und abkühlen lassen. Auf Wunsch Honig einrühren.
- Likörgläschenweise genießen.
- Gute 4 Wochen haltbar.

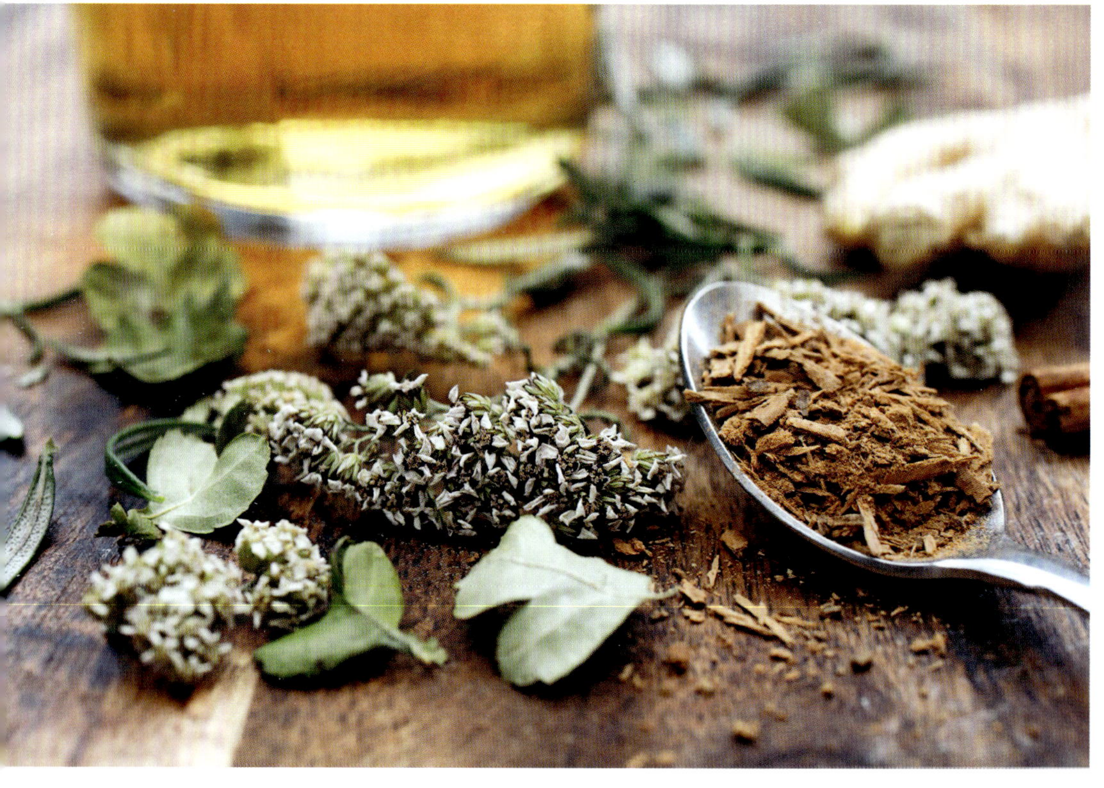

Herztonikum Rosmarinwein

„Ein vortreffliches Mittel gegen Herzgebrechen“ sei Rosmarinwein, in kleinen Portionen getrunken, das meinte Pfarrer Kneipp. Ganz begeistert schrieb auch der Straßburger Kräuterheilkundige Wilhelm Ryff in der Renaissance über Rosmarinwein „Die Geister des Herzens und des gesamten Körpers empfinden Freude durch dieses Getränk, das Mutlosigkeit und Sorgen vertreibt.“ Das Rezept erfreut wohl bis ins Herz hinein! Bewährt hat es sich vor allem als Herztonikum und zur Stärkung.

Für 1 l

2–4 EL Rosmarinblätter
1 l trockener Weißwein
½ zerstoßene Zimtstange
1 Scheibe frischer Ingwer

So geht's

- Die Rosmarinblätter grob zerkleinern und mit dem Weißwein übergießen. Zimt und Ingwer zugeben. Den Weinansatz 5 Minuten sieden (nicht kocheln) lassen, abgießen. Etwas abkühlen lassen.
- Trinken Sie zweimal täglich ein Likörgläschen bei Schwächezuständen und zur Regeneration.
- Zwei bis drei Monate haltbar.

Was wirkt wie?

Rosmarin ist von alters her ein beliebtes Mittel gegen Ohnmacht, bei Erschöpfung, während der Rekonvaleszenz und für ältere Menschen und „Frauen von zarter Gesundheit“. Dass er den Kreislauf anregt, ist bekannt. Aber er steigert auch die Durchblutung des Herzens und unterstützt somit die Herzfunktion. Das alles macht ihn zu einem wärmenden Stärkungsmittel bei niedrigem Blutdruck und Schwäche mit Schwindel, Müdigkeit und kalten Händen oder Füßen. Zugleich steigert er die Konzentration und schenkt dem erschöpften Körper wieder Lebenslust. Sehr bewährt ist er zum Gesunden nach einer Grippe. Zimt wärmt und fördert die Verdauung; Ingwer macht einen wachen Geist und befeuert den Körper.

Variante: Kaltansatz

Rosmarinblätter, Zimt und Ingwer mit dem Weißwein übergießen. Den Ansatz verschlossen sieben Tage stehen lassen und täglich schütteln. Abgießen und gut verschließen: Wirkstoffe und Aromen sind jetzt in den Wein übergegangen. Ein bis zwei Monate haltbar.

Herzbauchweh-Tee

Herzbauchweh gibt es tatsächlich; man nennt es Roemheld-Syndrom nach dem Internisten Ludwig von Roemheld, der Anfang des 20. Jahrhunderts erstmals auf die Beziehung zwischen starken Blähungen und Herzschmerzen aufmerksam gemacht hatte. Herzunterstützende und blähungslösende Pflanzen lindern die angstmachende Symptomatik.

Für eine 100-g-Teemischung

40 g Weißdornblätter und -blüten
10 g Schafgarbenkraut
10 g Gänsefingerkraut
20 g Lavendelblüten
20 g Fenchel- oder Koriandersamen
Galgantpulver
Mörser

So geht's

- Weißdorn, Schafgarbe, Gänsefingerkraut und Lavendel mischen. Fenchel oder Koriander im Mörser grob zerstoßen, ebenfalls untermischen.
- 1 TL der Mischung mit einer Tasse kochendem Wasser übergießen, 10 Minuten ziehen lassen, abgießen. ¼ TL Galgantpulver zugeben und dreimal täglich ungesüßt trinken.

Was wirkt wie?

Weißdorn stärkt das Herz in jeglicher Funktion. Fenchel und Koriander wirken blähungstreibend und lindern, wie die sekretionsfördernden Bittermittel Schafgarbe und Lavendel, die Ursache der Schmerzen: Blähungen. Der beruhigende Lavendel ist eine hervorragende Verdauungshilfe und Gänsefingerkraut entkrampft. Galgant wirkt blähungstreibend und gefäßerweiternd. Das Scharfstoffmittel mit starker, schnell krampflösender Wirkung auf die glatte Muskulatur gehört zu den wichtigsten Drogen beim Roemheld-Komplex. Auch nach üppigem Essen in einer Tasse Espresso (¼ TL Galgantpulver/Tasse) ist es rasch wirksam.

Blähungen und Herzschmerzen

Blähungen kennen Sie bestimmt. Sind diese sehr stark und der Bauch wie aufgebläht, spricht man von Meteorismus. Er geht einher mit Rülpsen, Luftaufstoßen, Beklemmungsgefühlen, manchmal mit Angst und „Extraschlägen" des Herzens, einer Angina pectoris ähnlich. Das ist erklärbar: Der von Gasen aufgeblähte Darm muss sich Platz verschaffen und schiebt das Zwerchfell hoch. Durch den Zwerchfellhochstand wird die Herzachse verschoben; das kann die Durchblutung der Koronarien vermindern und zu Herzschmerzen führen („Herzbauchweh").

Beruhigende Herzsalbe

Wenn Ihr Herz aus dem Takt gerät, ist schnelle Hilfe gefragt. Ursachen dafür sind meist Stress oder hormonelle Veränderungen wie Pubertät oder Wechseljahre. Herzsalben leisten in solchen Fällen zuverlässig Hilfe. Rose, Melisse und Lavendel wirken ausgleichend und herzberuhigend.

So geht's

- Die Kräuter im Wasserbad mit dem Olivenöl auf etwa 40 °C erwärmen. Hitze etwa 30 Minuten halten, immer wieder umrühren, mit einem Tuch abdecken und über Nacht stehen lassen.
- Am nächsten Tag nochmals erwärmen und durch ein feines Sieb oder Tuch gießen.
- Den Ölauszug mit dem Bienenwachs im Wasserbad nun nochmals auf etwa 60 °C erwärmen, bis die Wachsplättchen schmelzen.
- Aus dem Wasserbad nehmen, unter stetem Rühren etwas abkühlen lassen, dann das ätherische Lavendelöl hineinrühren. Zügig in eine Salbendose abfüllen.
- Bei unruhigem oder engem Herzen in die Herzgegend einreiben. Legen Sie sich unterstützend ein Kissen in den Rücken, sodass Ihr Oberkörper erhöht ist, und atmen Sie bewusst tief ein und aus.
- Etwa zwei Jahre haltbar.

Für 150 g

1 EL Rosenblütenblätter (am besten Damaszenerrose oder Arzneirose)
1 EL Melissenblätter
1 EL Lavendelblüten
150 ml Olivenöl
10 g gelbe Bienenwachsplättchen
5 Tropfen ätherisches Lavendelöl
Thermometer, Tuch, feines Sieb, Salbendose

Variante: Salbenlappen

Bei starker Unruhe können Sie einen sogenannten Salbenlappen auflegen: Die Herzsalbe etwa 2 mm dick auf ein etwa 5 x 5 cm großes Tuch streichen und 20 Minuten auf die Herzgegend legen. Mit einem eng sitzenden Unterhemd oder dem BH fixieren.

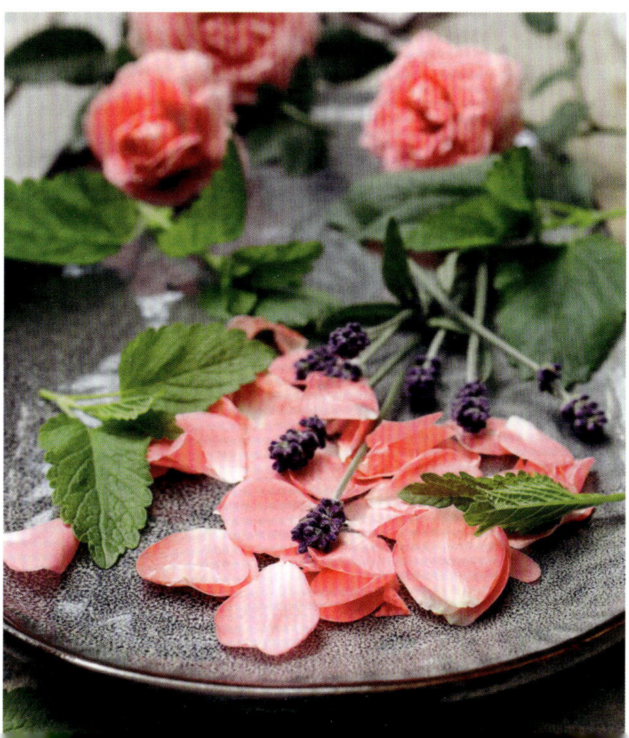

Für den Kreislauf

Chai à l'Orange

Dieser Tee ist auf der Grundlage klassischer Chais entstanden: Tees mit reichlich Gewürzen und Milch. Das macht Sinn, denn viele der würzigen Inhaltsstoffe sind vor allem fettlöslich. Orangenschalen und Kurkuma verleihen dem Tee ein feines Aroma und wunderbare Farbe.

Für 500 ml

1 Sternanis
3 Kardamomkapseln
5 Koriandersamen
2 Gewürznelken
5 schwarze Pfefferkörner
¼–½ Zimtstange
1 TL Kurkumapulver oder frisch geriebene Kurkuma
1 TL Ingwerpulver oder frisch geriebener Ingwer
1 EL Außenschale einer Bio-Orange, fein geschnitten
200 ml Milch (alternativ Pflanzendrink)
Honig
Mörser

So geht's

- Die Gewürze im Mörser zerkleinern und in einem Topf zusammen mit – sofern verwendet – Ingwer- und Kurkumapulver trocken anrösten, bis sie anfangen zu duften. Dann 300 ml Wasser dazugeben.
- Orangenschale hinzugeben. Werden Kurkuma und Ingwer frisch verwendet, dann jetzt ebenfalls hineingeben.
- 10 Minuten zugedeckt köcheln lassen. Dann die Milch zugeben und weitere 10 Minuten zugedeckt köcheln lassen.
- Durch ein Teesieb abgießen und mit Honig süßen.

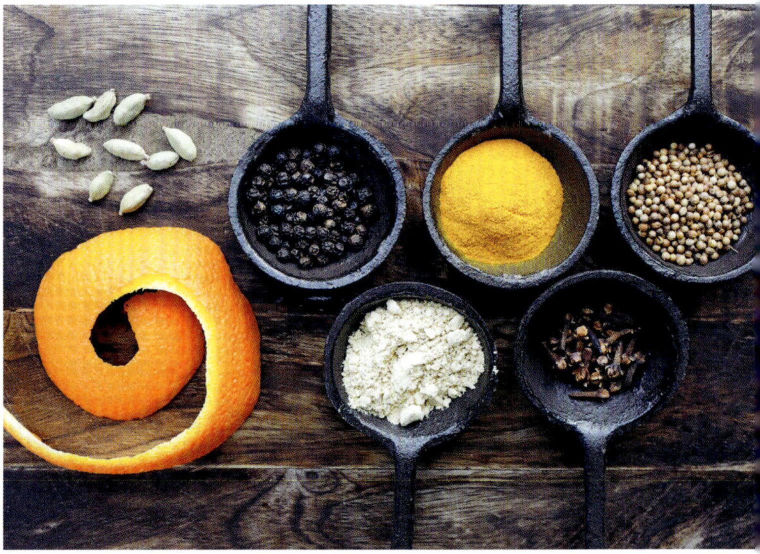

Geistesblitz-Tinktur

Regt man die Durchblutung an, wird auch das Gehirn besser mit Sauerstoff versorgt. Das belebt und erhöht Wachheit, Konzentration und Merkfähigkeit. Das können Weißdorn und Rosmarin ganz hervorragend, weil sie die Pumpleistung des Herzens erhöhen. Dadurch wird das Blut mit mehr Druck in die Arterien gepresst und gelangt – gegen die Schwerkraft – besser ins Gehirn.

So geht's

- Die Kräuter in ein Schraubglas geben und mit dem Alkohol aufgießen.
- Drei Wochen stehen lassen, dabei täglich schütteln, dann durch ein feines Sieb in eine Tropfflasche abgießen.
- Nehmen Sie dreimal täglich 20 Tropfen über einen Zeitraum von vier bis sechs Wochen ein.
- Bei Raumtemperatur und lichtgeschützter Aufbewahrung zwei bis drei Jahre haltbar.

Für 150 ml

1 EL Rosmarinblätter
1 EL Weißdornblätter mit -blüten
1 EL Melissenblätter
150 ml Alkohol (50 %)
Schraubglas (200 ml), feines Sieb, Tropfflasche

Was wirkt wie?

Die Melisse oder Zitronenmelisse wurde bereits im 16. Jahrhundert als „Geistesbeschleuniger“ bezeichnet und gilt traditionell als „Phyto-Geriatrikum“. 2003 entdeckten britische Wissenschaftler, dass Melisse die Denkleistung erhöht, indem sie die Aktivität des dafür benötigten Botenstoffes Acetylcholin stärkt.

Salbeiblütenwein

Wer einen niedrigen Blutdruck hat, kennt es: immer wieder müde und erschöpft. Probieren Sie doch einmal diese eher ungewöhnliche Rezeptur mit den Blüten des Salbeis. Salbeiblüten bessern körperliche und nervöse Erschöpfung und regen den Appetit an.

Für 750 ml

2 Handvoll frisch geerntete Salbeiblüten
750 ml guter Portwein

So geht's

- Die Salbeiblüten mit dem Portwein übergießen.
- Eine Woche lang ziehen lassen, währenddessen regelmäßig schütteln. Dann abgießen.
- Ein- bis zweimal täglich ein Likörgläschen genießen.

Was wirkt wie?

Die stärkenden Eigenschaften von Salbeiblüten wurden in einer Anwendungsbeobachtung bei Menschen mit nervösen und körperlichen Erschöpfungszuständen und in der Rekonvaleszenz wiederentdeckt und als klinisch relevant wirksam bewertet. Salbeiblüten zeigen ein ähnliches Inhaltsstoffspektrum wie die Blätter, allerdings mit einem Drittel weniger Thujon, sie sind daher besonders bekömmlich. Es gibt sogar einen Salbeiblütendickextrakt als traditionelles pflanzliches Arzneimittel zur Besserung des Befindens bei körperlicher sowie nervöser Erschöpfung und zur Förderung des Appetits.

Gewürzkaffee

Kaffee ist auch eine Heilpflanze, das wird oft vergessen. Schon im 14. Jahrhundert gelangte der Kaffee aus dem Hochland Äthiopiens nach Arabien und wurde seit 1454 im Jemen kultiviert. Zuerst als Medizin angewandt, avancierte er rund ein Jahrhundert später zum Genussmittel.

So geht's

- 250 ml Wasser in einem kleinen Topf zum Kochen bringen.
- Leicht abkühlen lassen und das Kaffeepulver einrühren. Für einen milden arabischen Kaffee sollte das Wasser anschließend nicht mehr kochen, da dies Bitterstoffe löst. Stattdessen sollte die Mischung nun etwa drei Minuten simmern (knapp unter dem Siedepunkt).
- Vom Herd nehmen und die Gewürze hineinrühren, zugedeckt 5 Minuten ziehen lassen.
- Durch ein Sieb abgießen. Bei Bedarf mit Milch und Zucker süßen, auch wenn das im Nahen Osten nicht gemacht wird.

Für 250 ml

½–2 EL gemahlener Kaffee der Sorte Arabica, je nach gewünschter Intensität
1 EL zerdrückte Kardamomkapseln oder 1 TL Kardamompulver
2 Nelken
evtl. 1 Faden Safran
evtl. Milch und Zucker

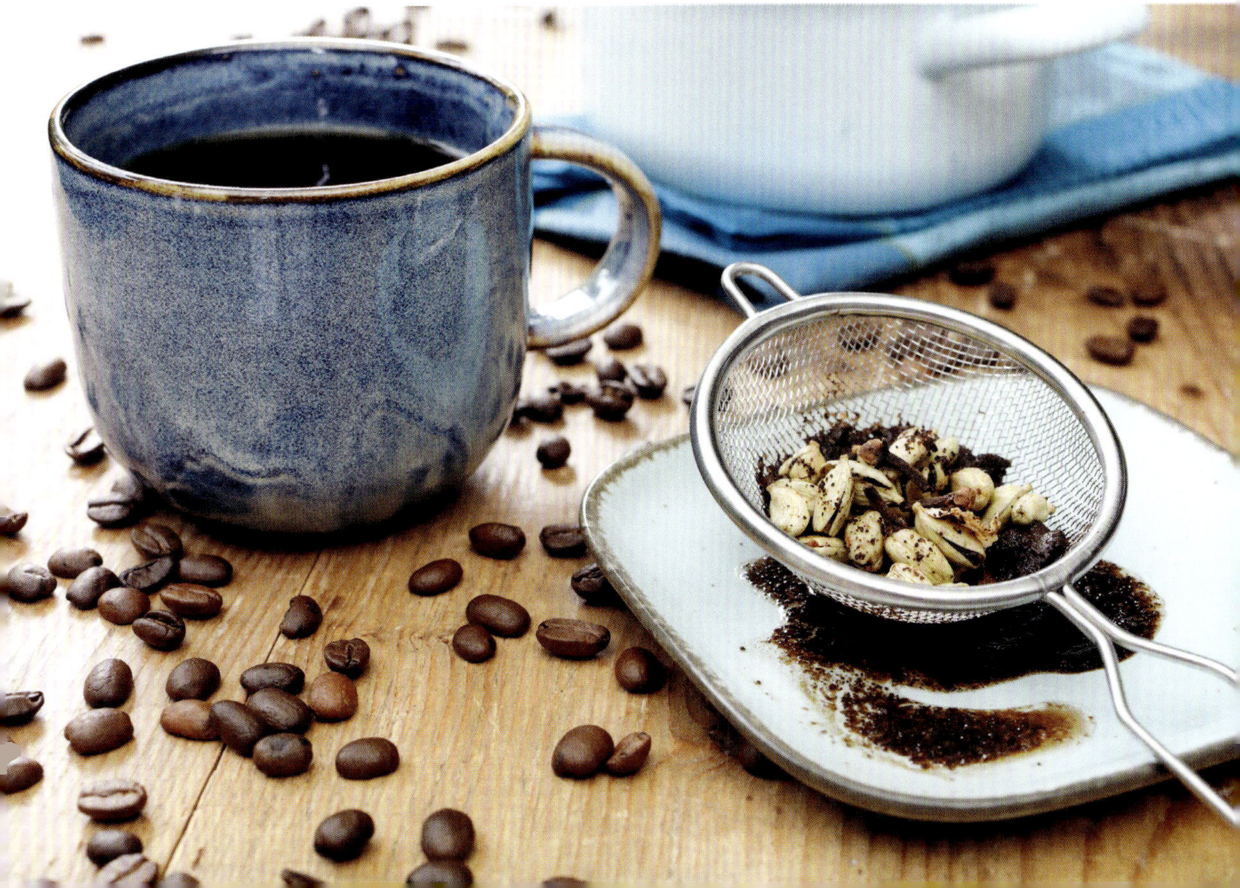

Steinklee-Venenöl

Hier kommt die Rezeptur für ein gutes, wunderbar duftendes Venenpflegeöl, das allgemein zur Pflege von Schwellungen und Ödemen geeignet ist.

Steinkleekraut oder selbst geerntete blühende Steinkleetriebe (die oberen 15 cm)
kalt gepresstes Olivenöl
Schraubglas, Braunglasflaschen

So geht's

- Den Steinklee zerkleinern. Ein Schraubglas mit dem Steinklee zu gut einem Drittel füllen, bis zum oberen Rand mit Olivenöl auffüllen.
- Das verschlossene Glas drei Wochen stehen lassen, regelmäßig schütteln.
- Anschließend in kleinere dunkle Flaschen abfiltern.
- Das Öl behutsam und sanft auf die Beine auftragen.

Variante: Venen-Salbe

100 ml Steinklee-Venenöl auf etwa 70 °C erwärmen und 10–15 g Bienenwachs darin schmelzen lassen. In Salbendosen abgießen.

Was wirkt wie?

Steinklee wirkt entzündungshemmend, er unterstützt ebenso die Venentätigkeit und beugt Ödemen vor. Er fördert den Abfluss von Lymphe bei chronischer Venenschwäche, die mit Schmerzen, Schwellungen und Schweregefühl in den Beinen einhergeht.

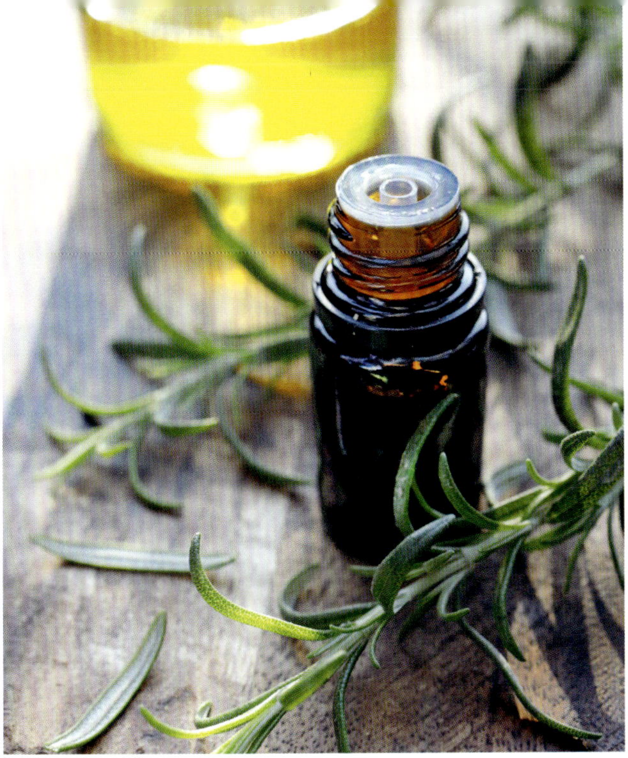

„Rosmarin hoch 3“-Fluid

Rosmarin ist die Nummer eins, wenn es darum geht, den Kreislauf in Schwung zu bringen. Er unterstützt das Herz und den Kreislauf bis hin zum „Denkapparat“, macht warme Hände und Füße. Ein bewährtes Mittel bei Durchblutungsstörungen, chronischer Schwäche und in der Genesungszeit. Diese Rosmarin-Kombination aus den drei Komponenten Ölansatz, Rosmarinwasser und ätherischem Rosmarinöl hat sich vielfach bewährt bei allen, die mit dem Kreislauf schwächeln.

So geht's

- Rosmarinblätter sehr fein schneiden oder mörsern – je feiner, desto besser der Wirkstoffaustausch.
- In das 500-ml-Glas füllen und mit dem Olivenöl übergießen.
- Drei Wochen stehen lassen, regelmäßig schütteln. Danach in das 1-Liter-Glas abfiltern.
- Dann das Rosmarinwasser in den Ölauszug geben und mischen, es sollte die gleiche Menge Öl und Hydrolat sein.
- In die entstandenen 500 ml Öl-Hydrolat-Mischung die 5-ml-Flasche ätherisches Rosmarinöl CT campher einträufeln, das ergibt dann eine 1 %ige Mischung. Alles gut durchmischen.
- Vor jeder Anwendung das Fluid kräftig schütteln, damit sich Öl und Wasser gut durchmengen, dann Beine, Arme oder Herzgegend damit einreiben.

Für etwa 500 ml

2 Handvoll frische oder 1 Handvoll getrocknete Rosmarinblätter
250 ml Olivenöl
250 ml Rosmarinwasser (Hydrolat)
5 ml ätherisches Rosmarinöl (unbedingt folgenden Chemotyp besorgen: Rosmarinus officinalis CT campher, aus der Apotheke)
evtl. Mörser, 2 Schraubgläser (500 ml und 1 l)

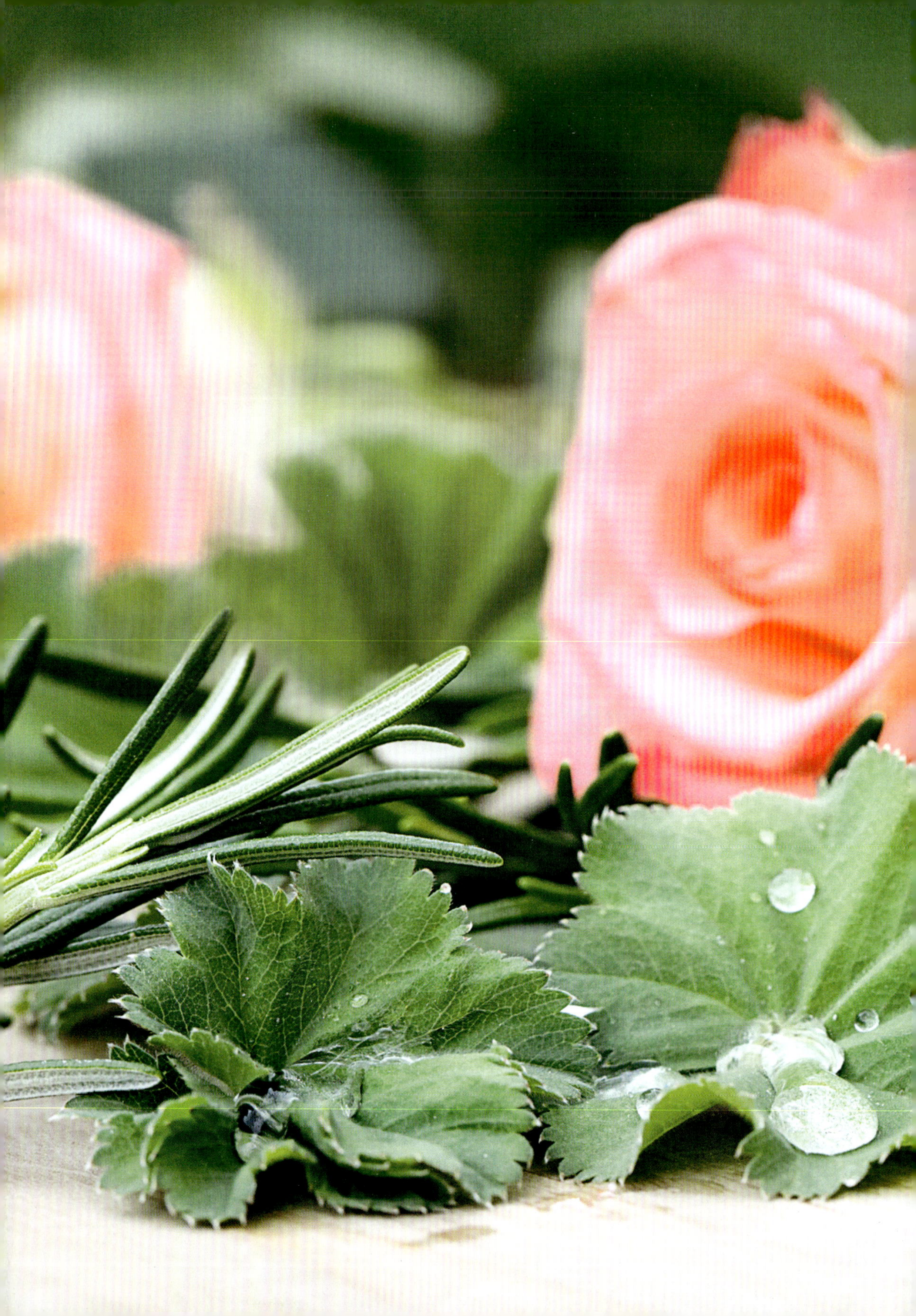

Jung und Alt, Frau und Mann

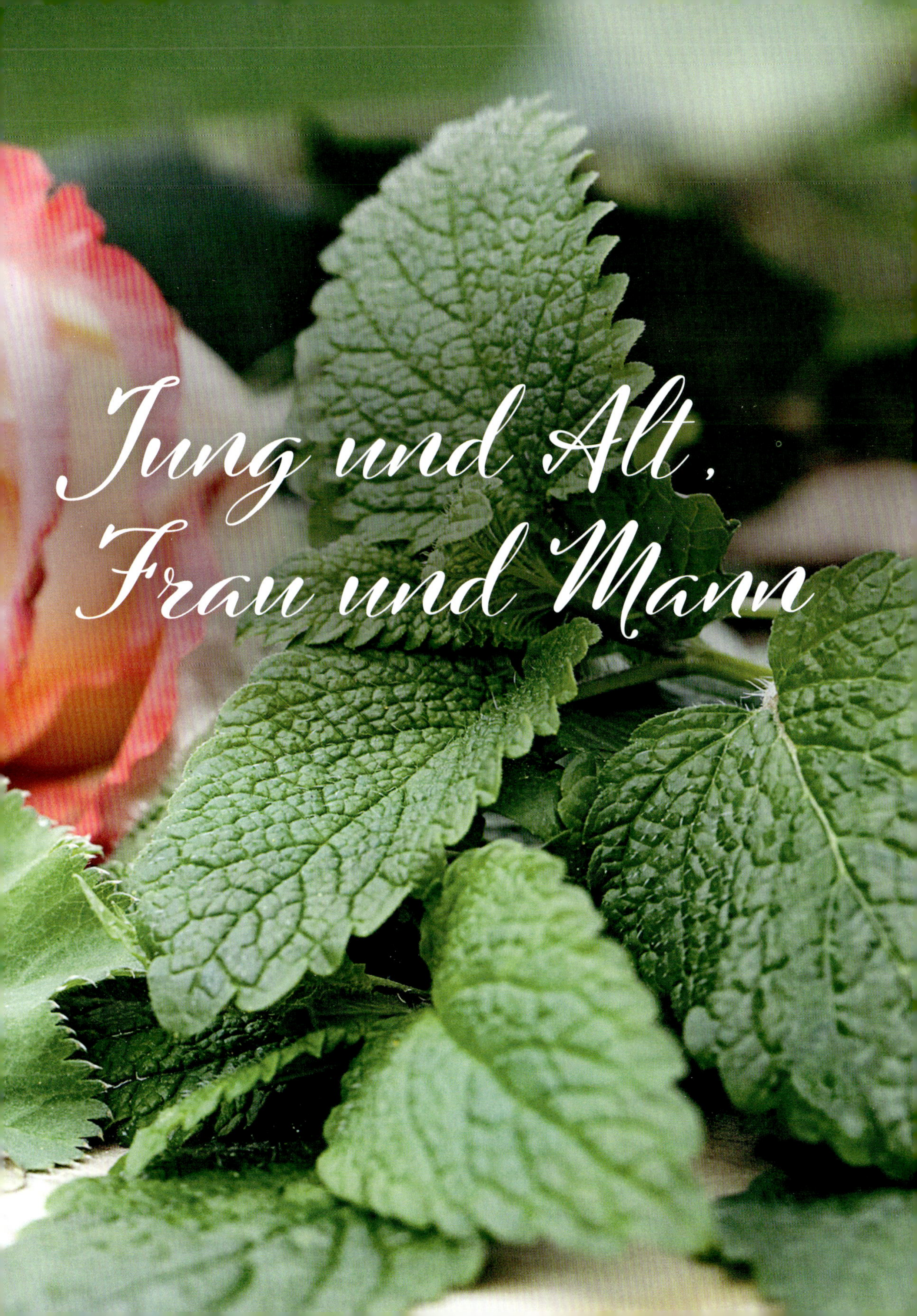

Für Kinder

Bauchweh-Öl

Hier werden Fenchel, Kümmel und Kamille zum Massieren eingesetzt. Das ist genial, denn die in den Pflanzen enthaltenen ätherischen Öle lassen sich gut im fetten Öl ausziehen. Beim Einmassieren werden sie über die Haut aufgenommen und entfalten ihre krampflindernde, entspannende Wirkung.

Für 100 ml

5 g Fenchelsamen
3 g Kümmelsamen
2 g Kamillenblüten
100 ml kalt gepresstes Mandelöl
Mörser, Schraubglas (150 ml), Tuch

So geht's

- Fenchel und Kümmel im Mörser oder zwischen zwei Löffeln anquetschen und mit den Kamillenblüten in ein kleines Schraubglas geben.
- Mit dem Öl auffüllen und verschlossen an einen hellen, warmen Ort stellen. Täglich schütteln.
- Nach drei Wochen durch ein feinmaschiges Tuch abschütten und dunkel und kühl aufbewahren.
- Bei Blähungen, Bauchweh, Magen- und Darmkrämpfen den Bauch ruhig und gleichmäßig im Uhrzeigersinn mit dem Öl massieren.
- Etwa ein Jahr haltbar.

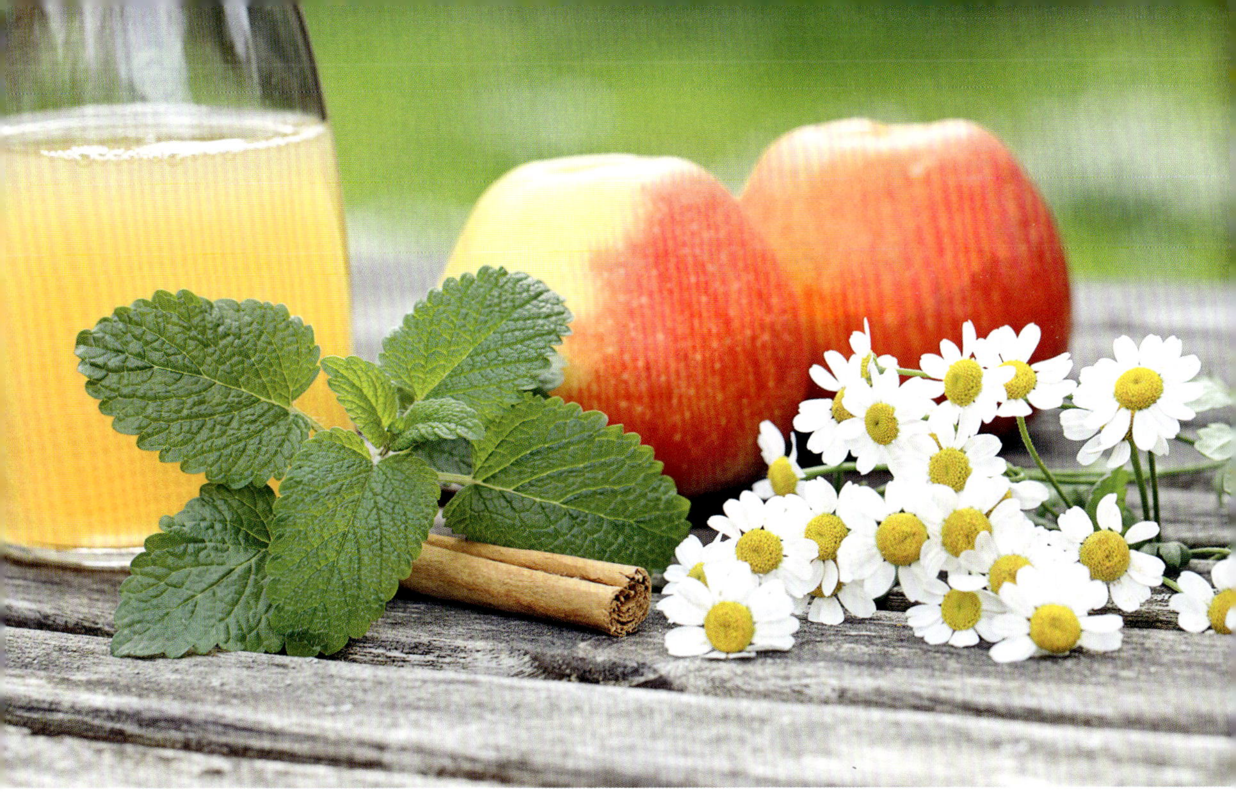

Bauchwehtee für Kinder

Kinder leiden oft an Bauchweh und das hat unterschiedlichste Ursachen, ob organischer Art, „Heimweh-Bauchweh" oder „Schul-Bauchweh". Ein wirklich genussvoller Tee, der wirkt, gut schmeckt und deshalb auch tröstet, ist dieser hier.

So geht's

- Kamille, Melisse und Fenchel zu einer Teemischung vermischen. 1 knappen TL der Mischung mörsern (damit die Fenchelsamen ihren wirksamen Duft freigeben) und mit 200 ml heißem Wasser überbrühen. Bedeckt 10 Minuten ziehen lassen.
- Einen großen Teebecher (300 ml) zu einem Viertel mit Apfelsaft füllen. Nach dem Abseihen den Tee hinzugießen.
- Mit einer Prise Zimt abschmecken (wirkt zusätzlich krampflösend) und genießen lassen.

Für eine 90-g-Teemischung

30 g Kamillenblüten
30 g Melissenblätter
30 g Fenchelsamen
pro Portion ca. 75 ml Bio-Apfelsaft
pro Portion 1 Prise Zimt
Mörser

Warm tut gut

Am besten legen Sie Ihrem Kind noch eine Wärmflasche auf den Bauch und lesen ihm eine Geschichte vor, das ist Entspannung im Doppelpack.

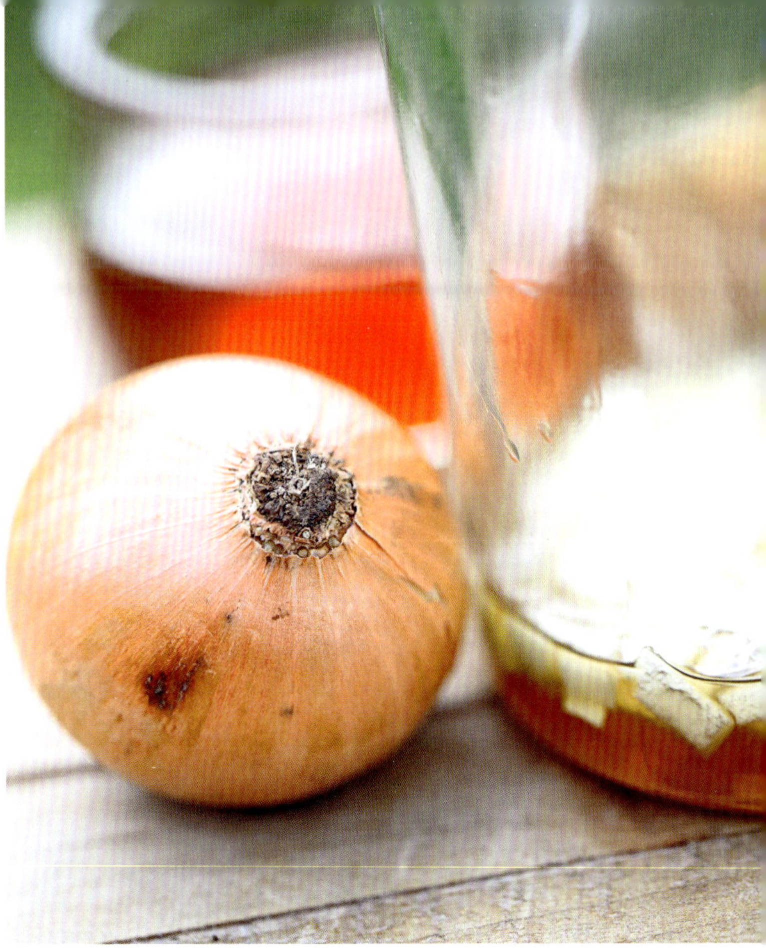

Schneller Zwiebelsirup

Dieser Sirup lässt sich gut nebenbei zubereiten und ist wirksamer als die gekochte Variante, von der es zahlreiche Rezepte gibt. Er ist ein absoluter Alleshelfer in Erkältungszeiten.

Für 1 Tag

1 mittelgroße Zwiebel
flüssiger Honig

So geht's

- Die Zwiebel klein schneiden und mit etwa der gleichen Menge Honig vermischen.
- 2–6 Stunden stehen lassen – je länger, desto mehr Saft bildet sich.
- Drei- bis sechsmal täglich 1–2 TL Saft einnehmen.
- Hält sich einen Tag und schmeckt besser, als man denkt.

Was wirkt wie?

Die Zwiebel wirkt schleimlösend auf die Atemwege und entkrampfend auf die Bronchien, außerdem stark antibakteriell und antiviral.

Karottensuppe nach Moro

Gegen kindliche Durchfälle wirkt eine lang gekochte Karottensuppe: Dr. Ernst Moro (1874–1951), Direktor der Heidelberger Kinderklinik, hatte damit schon 1908 gute Erfolge erzielt und konnte die Sterbe- und Komplikationsrate von Kindern mit Durchfallerkrankungen drastisch senken. Sie wirkt bei jedem Durchfall, heute wie damals.

Für ca. 1,2 l

500 g Bio-Karotten
1 l Gemüsebrühe (oder 3 g Salz in 1 l Wasser gekocht)
Mixer

So geht's

- Die Karotten schälen und im Mixer zerkleinern.
- Mit 1 l Wasser innerhalb ein bis anderthalb Stunden auf 200 ml einkochen.
- Durch ein Sieb streichen oder pürieren und in die Gemüsebrühe einrühren.
- Die Suppe gleich bei Beginn des Durchfalls mehrmals täglich esslöffelweise verabreichen (so viel das Kind mag). Täglich frisch kochen und über einige Tage einnehmen.
- Geeignet für Säuglinge ab sechs Monaten.

Was wirkt wie?

Die lange Kochzeit ist wichtig, denn die wirksamen Moleküle werden erst durch längeres Kochen freigesetzt. Es handelt sich dabei um kleinste Zuckermoleküle, die den Darmrezeptoren äußerst ähnlich sind. Die Erreger docken deshalb statt an der Darmwand an den Zuckermolekülen an und werden mitsamt dem Durchfall einfach ausgeschieden.

Wunder-Po-Salbe

Calendula, die Ringelblume, ist die große Hautpflanze: Sie enthält wertvolle Inhaltsstoffe, die die Haut vor schädlichen Einflüssen schützen und ihr helfen, sich zu regenerieren. Gerade der Windelbereich ist bei Babys einer starken Belastung ausgesetzt und entzündet sich leicht. Mit der Salbe kann die Haut zuverlässig geschützt werden.

Für 50 ml

50 ml Ringelblumenöl
5 g Bienenwachsplättchen
10 Tropfen Sanddornfruchtfleischöl
Salbendose, Küchenkrepp

So geht's

- Ringelblumenöl und Bienenwachsplättchen zusammen im Wasserbad erwärmen, dabei schmelzen die Wachsplättchen.
- Aus dem Wasserbad nehmen und das Sanddornfruchtfleischöl dazugeben, gut unterrühren.
- In die Salbendose füllen, mit Küchenkrepp abdecken und erkalten lassen. Erst dann den Deckel aufdrehen.
- Diese Ringelblumen-Sanddorn-Salbe ist ein vielseitig einsetzbares Mittel für die Haut und sollte in keiner Hausapotheke fehlen. Sie hilft nicht nur beim wunden Babypo, sondern bei Hautirritationen, Schürfungen, Hautverletzungen und Wunden. Ebenso ist sie eine wunderbare Hilfe bei der Narbenpflege.
- Etwa ein Jahr haltbar.

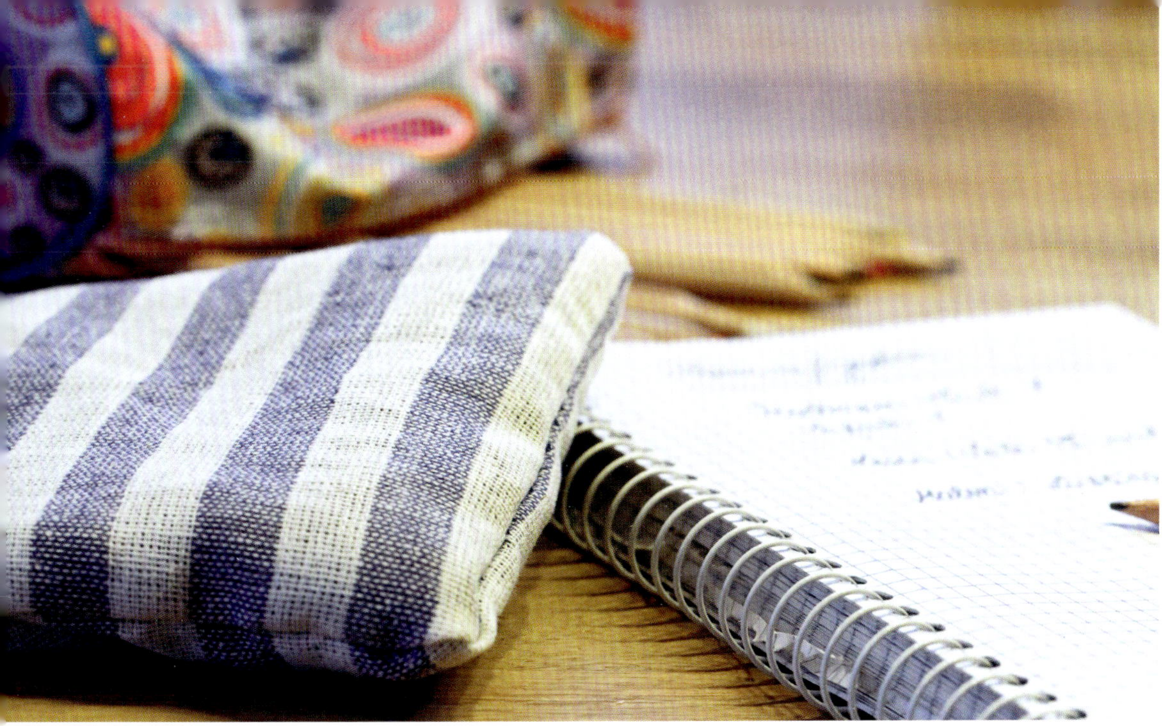

Gescheitle-Kissen

„Gescheitle" ist ein schwäbischer Begriff für jemanden, der klug ist. Der Name wurde geboren, als eine Seminarteilnehmerin ein konzentrationsförderndes Kräuter-„Lernkissen" für ihren achtjährigen Buben herstellte. Sie gab es ihm mit in die Schule – und plötzlich wollten alle Kinder solch ein Kissen haben.

Für ein Duftkissen

100–150 g konzentrationsfördernde, stimmungsaufhellende Pflanzen mit ätherischen Ölen, wie Basilikum, Bohnenkraut, Eberraute, Melisse, Orangenschalen, Pfefferminze, Rosmarin, Thymian und Zitronenverbene

kleine Kissenhülle, etwa 15 × 15 cm, aus Baumwolle oder Leinen,

Nadel und Faden

So geht's

- Die Kräuter gut zerkleinert in die Kissenhülle einfüllen und zunähen.
- Die Kräuter sind sechs bis zwölf Monate wirksam.

Sanfte Dufttherapie

Die Körperwärme sorgt dafür, dass die Düfte eingeatmet werden und zur Wirkung kommen. Übrigens: Das Kissen hatte die Mama zum Schutz immer in einer Plastiktüte in den Ranzen gesteckt. Dann war es, für die Anwendung herausgenommen, stets sauber, duftete und wirkte lang.

Well Aging

Steife-Glieder-Balsam

Eine der spürbarsten Veränderungen im Alter ist für viele Menschen die zunehmende Steifheit: Bewegungen werden schwerer, es klemmt hier und hakt da, Gelenke schmerzen und vieles, was mit körperlicher Arbeit verbunden ist, fällt schwerer und die Erholung davon dauert länger. Dieser Balsam pflegt die Muskulatur und bringt wieder Leben in die steifen Gelenke.

Für ca. 50 g

50 ml Johanniskrautöl
6 g Bienenwachsplättchen
5 ml Arnikatinktur
je 10 Tropfen ätherisches Rosmarin- und Fichtennadelöl
Mixer, Salbendose, Küchenkrepp

So geht's

- Johanniskrautöl und Bienenwachsplättchen zusammen im Wasserbad erwärmen; das Bienenwachs schmilzt dabei.
- Aus dem Wasserbad nehmen und in dünnem Strahl die Arnikatinktur mit einem Mixer einrühren, bis eine homogene Flüssigkeit entsteht.
- Von Hand weiterrühren, zum Schluss die ätherischen Öle einrühren.
- In eine Salbendose füllen, mit Küchenkrepp abdecken und erkalten lassen. Erst dann fest mit dem Deckel verschließen.
- Etwa ein Jahr haltbar.

Was wirkt wie?

Dieser Johanniskraut-Arnika-Balsam wirkt schmerzlindernd, durchblutungsfördernd und muskelentspannend. Er hilft bei rheumatischen Beschwerden, Sportverletzungen (Überdehnung, Verstauchung, Prellung etc.) und verspannter Muskulatur. Der Anteil an ätherischen Ölen ist hier bewusst recht hoch, um die Wirkung kräftig zu unterstützen.

Länger-leben-Pesto

Auf meiner Heilpflanzen-Studienreise nach China habe ich Jiaogulan, die „Pflanze der Unsterblichkeit", kennengelernt. Sie wächst dort wie bei uns Gras. Die Menschen essen die Blätter, kochen Tee daraus und führen darauf ihre sehr hohe Lebenserwartung zurück. Unsterblich möchte ich nicht sein, aber gerne lange und gesund leben – Sie auch?

So geht's

- Die frischen Kräuter mit dem Wiegemesser oder einem scharfen Küchenmesser sehr fein schneiden.
- Salzen und gleich mit Zitronenschale und -saft und dem Öl übergießen.
- Parmesan frisch reiben und zusammen mit den Haselnüssen untermengen, alles gut durchrühren und auf Wunsch nachwürzen.
- In Gläser abfüllen, mit etwas Olivenöl bedeckt kühl aufbewahren. Das Pesto hält sich drei bis vier Wochen.
- Ich mag es am liebsten zu Gemüse oder Pasta oder einfach so auf Brot.

Was wirkt wie?

Jiaogulan (*Gynostemma pentaphyllum*) enthält hohe Konzentrationen an Ginsenosiden, die nachweislich positive Wirkungen auf den Organismus haben und die Vitalität stärken, ähnlich wie Ginseng.

Für 400 g

60 g frische Jiaogulanblätter (siehe Kasten)
60 g frische Basilikumblätter (alternativ Vogelmierenkraut, Löwenzahn- oder Pfefferminzblätter)
Salz
abgeriebene Schale und etwas Saft einer Bio-Zitrone
150 ml Bio-Olivenöl
50 g Parmesan
50 g Bio-Haselnüsse, gemahlen
evtl. Wiegemesser,
4 Schraubgläser (100 ml)

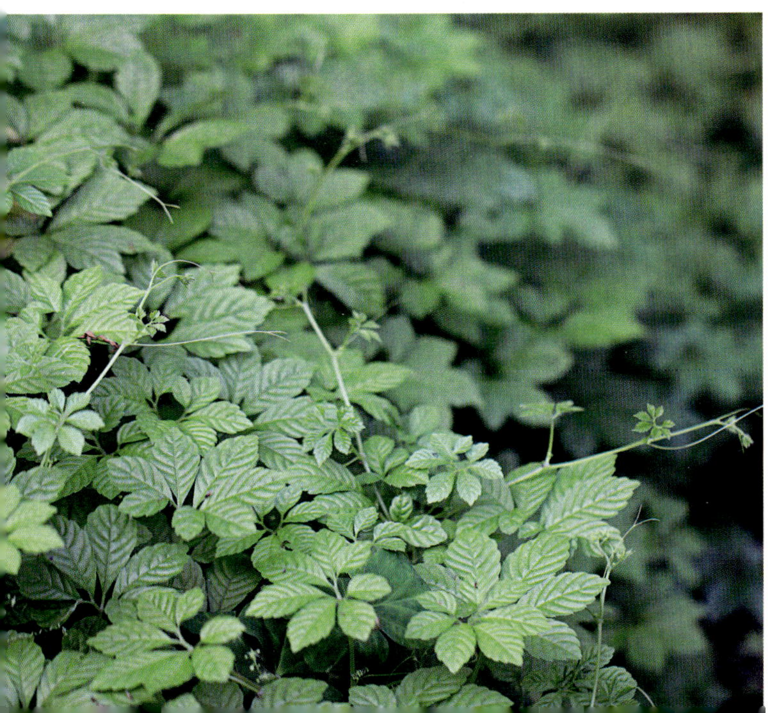

Jiaogulan

Kaufen Sie sich eine Pflanze auf dem Markt oder übers Internet – man bekommt auch Bio-Pflanzen. Auf meiner Dachterrasse wuchert Jiaogulan, sodass ich immer genügend zum Ernten habe: für Tee und als Sauerampfer-Ersatz. Die Blätter schmecken leicht sauer und ebenso leicht süßlich, ein bisschen zwischen Waldmeister und Lakritz – wunderbar, finde ich!

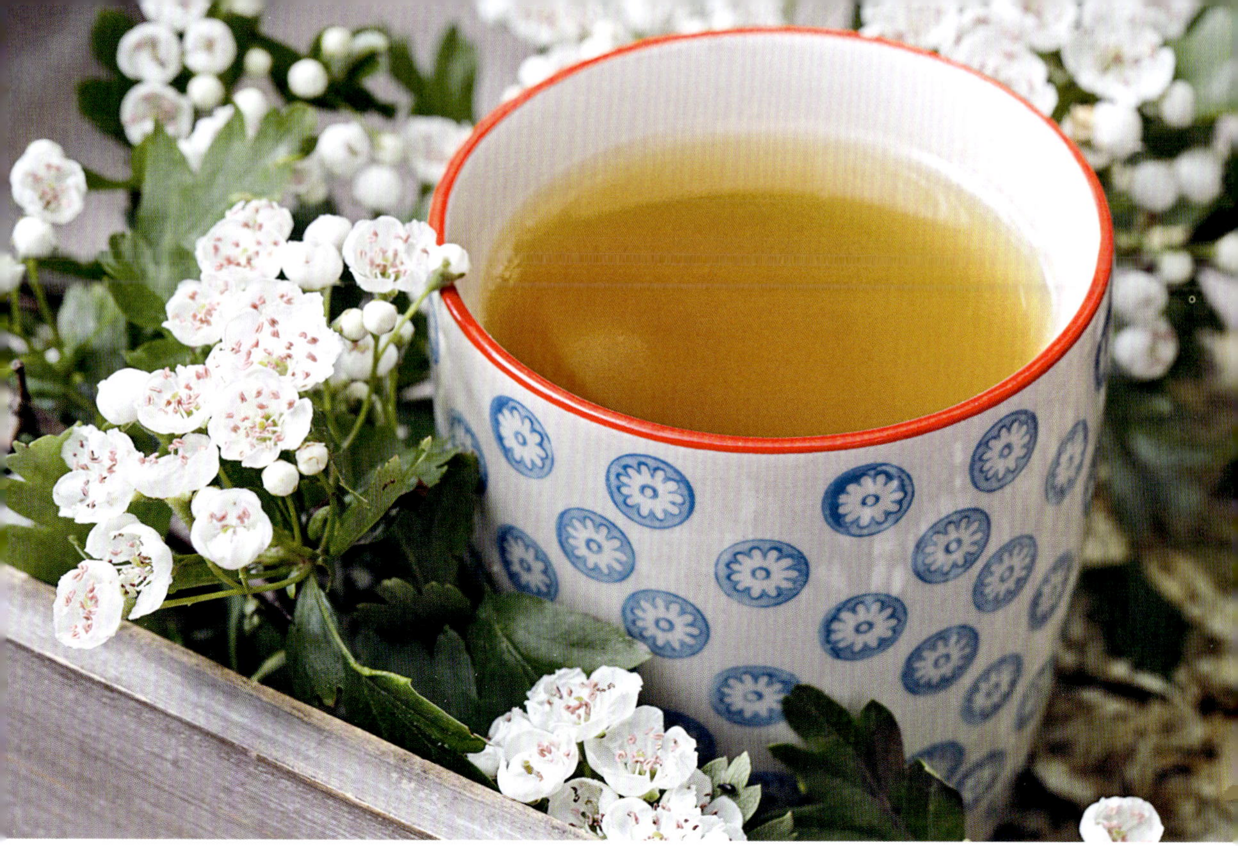

50-Plus-Tee

Alt werden ja, aber nicht altern – das bleibt ein Menschheitstraum. Aber gesund bleiben bis ins hohe Alter, mich körperlich fit fühlen, dafür kann ich einiges tun: mich gesund ernähren, genügend bewegen und positiv dem Leben gegenüberstehen. Abwarten und Tee trinken, der gesund erhält, das wär's doch, oder?

Für eine 200-g-Teemischung

50 g Grünteeblätter
50 g Weißdornblätter mit -blüten
30 g Ginsengpulver
30 g Rosmarinblätter
30 g Hopfenzapfen
10 g Süßholzpulver

So geht's

- Pro Tasse 1 EL der Mischung mit 250 ml heißem Wasser überbrühen.
- 7 Minuten bedeckt ziehen lassen, abgießen.
- Dreimal täglich eine Tasse trinken, am besten kurweise, bis diese 200-g-Teemischung aufgebraucht ist. Machen Sie diese Kur optimalerweise zweimal im Jahr.

Feine Fußcreme

Mit zunehmendem Alter verändert sich die Haut und verliert ihre Fähigkeit, Feuchtigkeit zu speichern, weshalb auch die Füße immer trockener werden. Die Folge sind Schuppen, zunehmende Verhornung und Rissbildung. Durch die gestörte Hautbarriere kann sich außerdem eine Pilzinfektion entwickeln, daher ist eine gute Pflege der Füße sinnvoll.

So geht's

- Jojobaöl im Wasserbad auf 40 °C erwärmen. Vom Herd nehmen und Sheabutter und Kakaobutter darin auflösen. Das bildet die Fettphase.
- Parallel dazu das Hamameliswasser ebenfalls auf 40 °C erwärmen. Zur Fettphase gießen und mit dem Mixer unterrühren, bis eine homogene Masse entsteht.
- Mit dem Kunststoffspatel kalt rühren, dabei das Teebaumöl unterrühren.
- Die Fußcreme anschließend mindestens 12 Stunden im Kühlschrank fest werden lassen.
- Bei Bedarf eine kleine Menge Fußcreme gut in die Füße einmassieren.
- Etwa drei Monate haltbar.

Für 100 g

80 ml Jojobaöl
5 g Sheabutter
5 g Kakaobutter
20 ml Hamameliswasser (Hydrolat)
10 Tropfen Teebaumöl
Thermometer, Mixer, Kunststoffspatel

Was wirkt wie?

Jojobaöl, Sheabutter und Kakaobutter machen die Hornhaut weich und spenden intensive Feuchtigkeit. Das Hamameliswasser wirkt desodorierend und erhält die Feuchtigkeit der Haut. Ätherisches Teebaumöl wirkt antibakteriell und wird bei Fuß-, Nagel- oder Hautpilz eingesetzt.

Celluliteöl

Ein wohlduftendes Massageöl, wärmend und durchblutungsfördernd. Regelmäßig einmassiert, entfaltet es seine Wirkung bei Cellulite. Weil die Zubereitung so einfach geht und der Duft so angenehm ist, kommt es sicherlich oft zur Anwendung.

Für 400 ml

20 Efeublätter
1 Bio-Zitrone
etwa 40 g frischer Bio-Ingwer
10 g Rosmarinblätter
10 g Fenchelsamen
15 g Wacholderbeeren
400 ml Bio-Mandelöl
Zestenreißer, Mörser, Schraubglas (500 ml), 4 dunkle Gläser (100 ml)

So geht's

- Efeublätter sehr klein schneiden.
- Mit dem Zestenreißer die Zitronenschale abrebeln. Ingwer mitsamt Schale ganz klein schneiden, Rosmarin klein schneiden, Fenchel und Wacholder mörsern.
- Alle vorbereiteten Zutaten ins Schraubglas geben und mit dem Öl übergießen.
- Drei Wochen stehen lassen, täglich gut schütteln, danach abgießen und in dunkle Gläser abfüllen.
- Bei Cellulite zweimal täglich an den betroffenen Stellen kräftig einmassieren. Am besten parallel zur Frühjahrskur durchführen (Seite 52), dabei genügend trinken und ausreichend bewegen.
- Kühl gelagert ist das Öl drei bis sechs Monate haltbar.

Wärmt und entspannt

Das Öl eignet sich auch zur Förderung der Durchblutung und Durchwärmung bei Arthrose, kalten Füßen, im Nieren-Blasen-Bereich oder bei Muskelverspannung. Die Pflanzenmischung wirkt durchblutungsfördernd, erweichend, hormonausgleichend und straffend.

Beweglichkeits-Tonikum

Ein Teil des Beweglichkeits-Tonikums macht das Sammeln aus: Gehen Sie im Sommer raus in die Natur, packen Sie Korb und Schere und sammeln Sie blühenden Giersch, Brennnesselkraut und Brennnesselsamen. Sollte es für die Kräuter noch zu früh sein, bekommen Sie sie auch in der Apotheke.

So geht's

- Die Kräuter klein schneiden und mit den Samen in ein durchsichtiges Schraubglas geben. Den Alkohol darübergießen.
- Das Glas drei Wochen lang im Hellen (nicht in die volle Sonne stellen) ausziehen, dabei täglich schütteln.
- Dann durch ein Tuch oder feines Sieb abgießen und in Tropfflaschen füllen.
- Für eine Beweglichkeits-Kur dreimal täglich 40 Tropfen einnehmen und täglich einen mindestens 30-minütigen Spaziergang machen.

Für 200 ml

3 EL frisches Brennnesselkraut
3 EL frisches blühendes Gierschkraut
1 EL Brennnesselsamen
200 ml Alkohol (40–50 %)
Schraubglas (250 ml), Tuch oder feines Sieb, 2 Tropfflaschen (100 ml)

Was wirkt wie?

Brennnessel und Giersch haben einen hohen Gehalt an Mineralien: Brennnessel enthält bis zu 20 % Mineralien und Giersch reichlich Kalium. Dadurch helfen sie, Säuren auszuscheiden und halten unsere Gelenke beweglich. Brennnessel gilt in der Volksheilkunde als die große Rheumapflanze: Sie wirkt entzündungshemmend, schmerzlindernd und schützt den Gelenkknorpel.

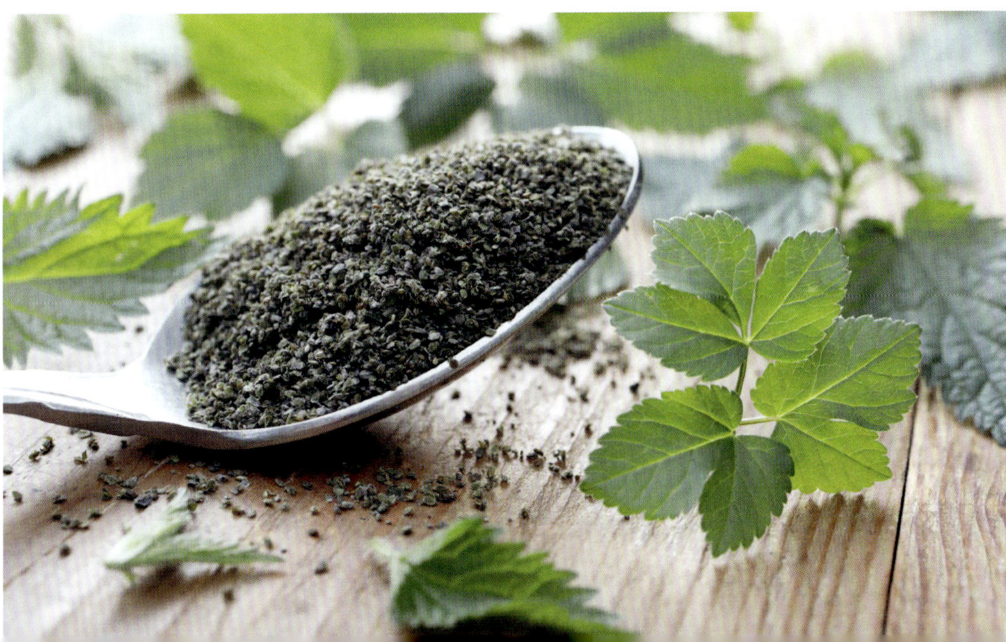

Für Frauen

Damiana-Liebeslikör

Damiana, eines der wenigen von der Wissenschaft bestätigten, weltweit bekannten Aphrodisiaka, stärkt die Libido, tonisiert die Sexualorgane und fördert die Durchblutung der Schwellkörper bei Mann und Frau. Studienbelegt steigern sich das sexuelle Interesse und die Potenz durch die Einnahme von Damiana. Zudem löst Damiana Ängste, weitet die Bronchien, vitalisiert, verbessert die Stimmung und wirkt leicht antidepressiv.

Für 700 ml

2 Vanilleschoten
700 ml weißer Rum oder Tequila
20 g Damianakraut
4 Zimtstangen
2 g Macisblüte
0,5 g Galgantwurzeln
1–2 EL frisch geriebener Ingwer
weithalsige Flasche oder Schraubglas (1 l)

So geht's

- Die Vanilleschoten der Länge nach aufschneiden und in eine weithalsige Flasche mit dem Alkohol geben.
- Die anderen Kräuter und Gewürze gut zerkleinert zugeben, die Flasche verschließen.
- Zwei bis drei Wochen an einem warmen Ort ziehen lassen, regelmäßig schütteln, danach abgießen.
- Eine Stunde vor dem erotischen Stelldichein ein Likörgläschen trinken – gemeinsam.

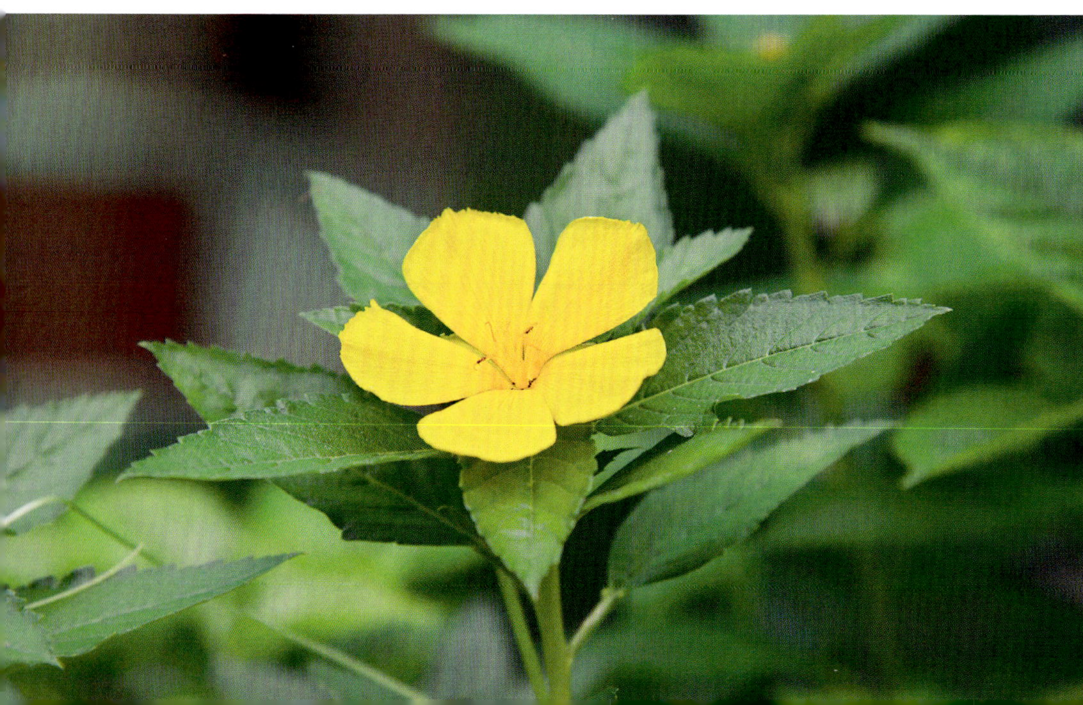

Quitten-Rundumpflege

Dass Quittenfrüchte auch ein begehrtes und hochwirksames Hautpflegemittel sind, weiß man spätestens, seitdem sie als kostbares Kosmetikum käuflich zu erwerben sind. Quittenöl ist Hautbalsam, Massageöl und Schönheitsmittel zugleich.

So geht's

- Die Quitten waschen, den Flaum mit einem Handtuch abreiben und die Frucht wie eine Karotte raffeln, Quittensamen entfernen.
- Die Vanilleschote längs aufschneiden und das Mark herauskratzen.
- Das Mandelöl mit 100 ml Wasser in einen Topf geben und mit den geraffelten Quittenfrüchten und der Vanille zusammen zum Kochen bringen.
- 5 Minuten köcheln. Dann auf kleinster Temperatur 1 Stunde ziehen lassen. Trotz leichten Wirkstoffverlusten ist das Köcheln des Öls wichtig, damit es später nicht schimmelt.
- Anschließend abfiltern und das Quittenöl in eine sterile Flasche abfiltern und kühl aufbewahren.
- Für den Gebrauch das Öl jeweils kurz aufschütteln, die gewünschte Menge abfüllen und als Hautpflege, Massageöl oder als Gleitgel verwenden.

Für 500 ml

2 Quittenfrüchte
½–1 Vanilleschote
500 ml Mandelöl
Reibe, Flasche (500 ml)

Quittenöl für die Liebe

Quittenöl ist auch als sinnliches Gleitmittel beim Liebesspiel zu verwenden. Es wirkt leicht aphrodisierend, erhöht die Libido und verbessert die Lubrikation der Vagina. Besonders empfehlenswert ist es bei Scheidentrockenheit in den Wechseljahren.

Was wirkt wie?

Ein aus Quittenfrüchten hergestelltes Öl pflegt trockene, empfindliche, gereizte, überbeanspruchte Haut, wirkt entzündungshemmend und beruhigt die irritierte Haut, erhöht die Hautelastizität, wirkt Falten entgegen und ist sehr gut hautverträglich – auch bei sehr sensibler Haut.

Gute-Freundinnen-Tropfen

Was macht gute Freundinnen aus? Sie sind da, wenn wir sie brauchen. Im Frauenleben gibt es auch Pflanzen, die zu „guten Freundinnen" werden können, denn sie begleiten uns durch unsere verschiedenen Lebensphasen und -krisen. Sie helfen uns durch hormonelle Schlingerkurse, stützen uns bei Stimmungsschwankungen und geben uns Kraft.

Für 200 ml

1 EL Frauenmantelkraut
1 TL Beifußkraut
1 TL Johanniskrautkraut
1 TL Schafgarbenkraut
1 TL Himbeerblätter
1 TL Melissenblätter
200 ml Alkohol (40–50 %)
Schraubglas (250 ml), feines Sieb, 2 Tropfflaschen (100 ml)

So geht's

- Die Kräuter in ein Schraubglas geben, mit dem Alkohol aufgießen und verschließen.
- Drei Wochen stehen lassen, dabei täglich schütteln, dann durch ein feines Sieb abgießen. In die Tropfflaschen füllen.
- Nehmen Sie dreimal täglich 20 Tropfen ein. Die Tinktur sollte über einen Zeitraum von drei Zyklen eingenommen werden.
- Auch wenn es sinnvoll ist, bei bestimmten Themen wie PMS, Regelschmerzen, Kinderwunsch oder Wechseljahresbeschwerden gezielt vorzugehen, helfen diese Tropfen, Schieflagen auszubalancieren. Bitte nicht in der Schwangerschaft oder Stillzeit einnehmen.
- Die Tinktur ist bei Raumtemperatur und lichtgeschützt aufbewahrt zwei bis drei Jahre haltbar.

Was wirkt wie?

Die hier verwendeten Heilpflanzen ergänzen sich gut in ihrer ausgleichenden Wirkung. Frauenmantel wirkt allgemein hormonausgleichend und leicht progesteronartig. Das tut den meisten Frauen in der Lebensmitte gut, vor allem bei unregelmäßigem Zyklus und PMS. Ähnlich wirkt die Schafgarbe: Wie auch der Beifuß wirkt sie krampflösend und auf die Leber, die wichtige Aufgaben im Hormonstoffwechsel hat. Beifuß ist außerdem ein altes Frauenkraut mit sehr hormonausgleichender Wirkung. Himbeerblätter wirken ebenfalls regulierend und krampflindernd, Johanniskraut und Melisse bei Stimmungstiefs, die oft bei hormonellen Schieflagen vorkommen.

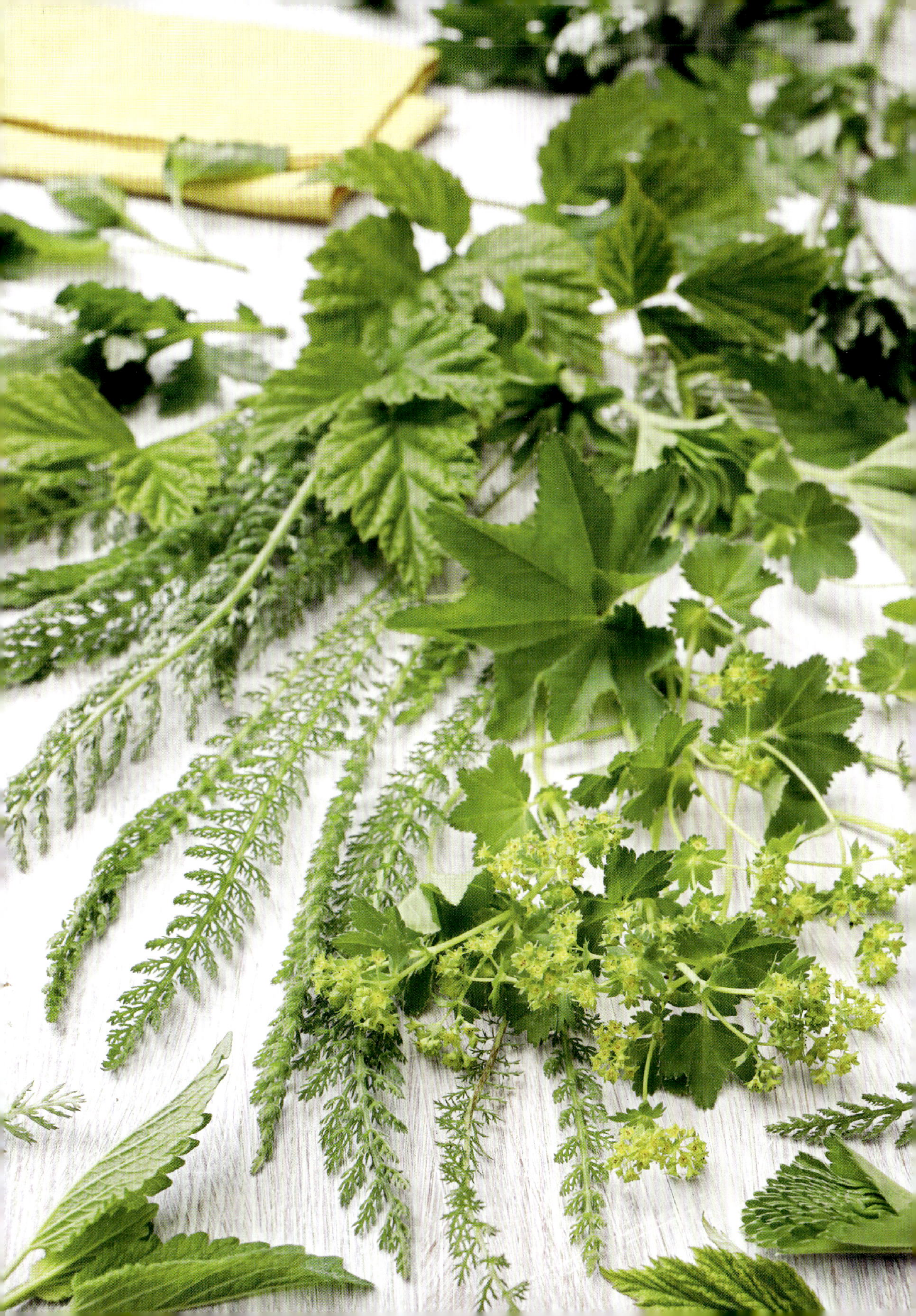

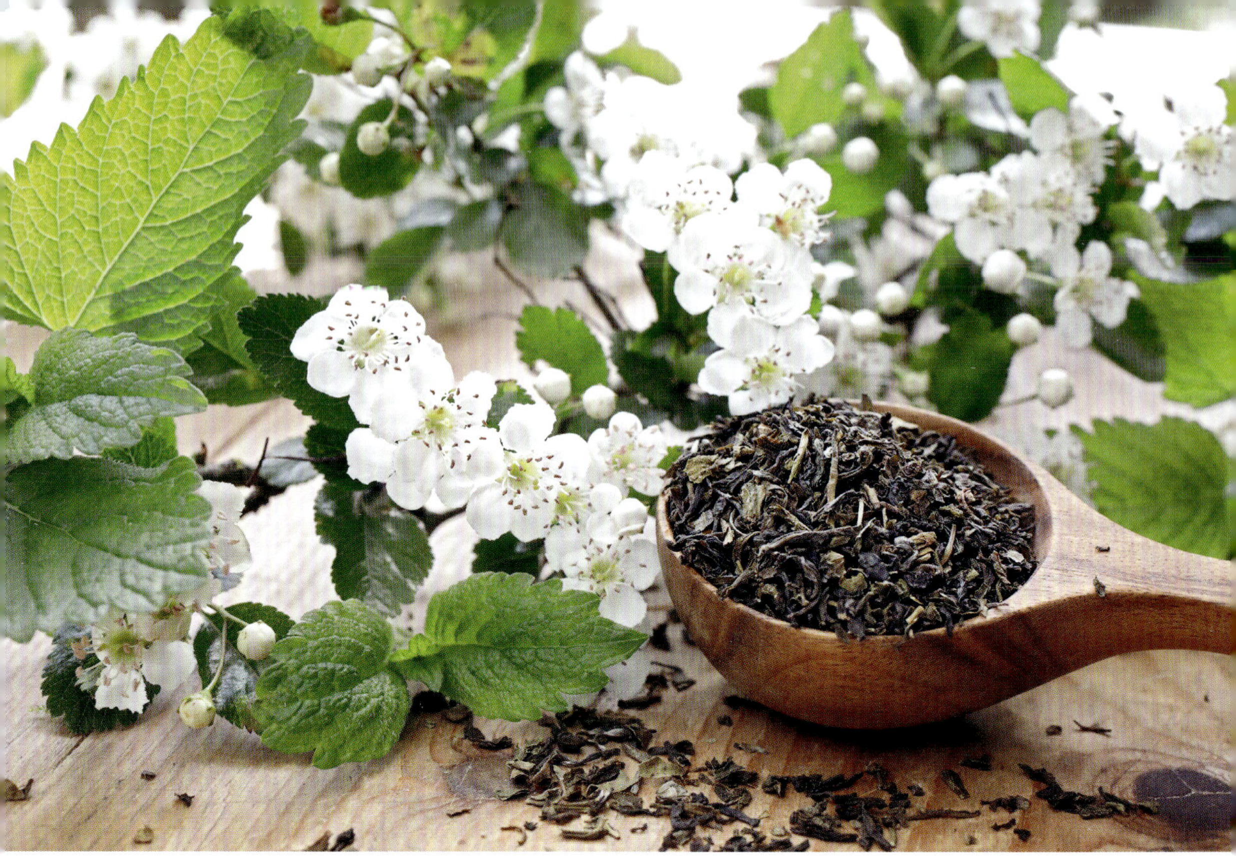

Anti-Stress-Tee für Frauen

Jeder kennt Stress, und dieser muss nicht negativ sein. Es gibt auch den anregenden, positiven sogenannten Eu-Stress. Aber wenn Stress lahmlegt, den Blutdruck hochtreibt, das Herz zu schnell schlagen oder Sie nicht mehr schlafen lässt, sollten Ruhe, Entspannung und eine gute Teemischung helfen. Und bitte dem Stressauslöser auf die Spur kommen!

Für eine 200-g-Teemischung

50 g Weißdornblüten und -blätter
30 g Mate- oder Grünteeblätter
30 g Melissenblätter
30 g Passionsblumenkraut
20 g Herzgespannkraut
20 g Rosenblütenblätter
10 g Kakaoschalen
10 g Tausendgüldenkrautkraut
Mörser

So geht's

- 1 EL der Mischung mörsern und mit 250 ml heißem Wasser überbrühen.
- 10 Minuten bedeckt ziehen lassen, danach abgießen.
- Dreimal täglich eine Tasse trinken.

Was wirkt wie?

Der herzstärkende Weißdorn senkt die Ausschüttung von Stresshormonen. Kakaoschalen, Herzgespann, Melisse und Passionsblume mindern Stress und stärken das Herz. Mate- und Grüntee regen an, das bittere Tausendgüldenkraut tonisiert und Rosen harmonisieren auf allen Ebenen.

Stärkendes Haarwasser

Im Laufe der Wechseljahre bemerken viele Frauen, dass ihre Haarpracht zunehmend ausdünnt. Die Haarpflege ist dann besonders wichtig und zahlreiche Shampoos und Haarwässer enthalten Brennnessel zur Kräftigung von Haar und Kopfhaut. Dieses Haarwasser eignet sich auch für fettiges Haar in der Pubertät.

So geht's

- Die Brennnesselblätter mit 500 ml kochendem Wasser übergießen, zugedeckt 3 Stunden ziehen lassen.
- Danach abseihen und mit der Brennnesseltinktur und dem Obstessig mischen, in eine Flasche füllen. Bei fettigem Haar und Schuppen kann statt Brennnesseltinktur auch Rosmarintinktur verwendet werden.
- Die Spülung wird nach dem Haarewaschen einmassiert und nicht mehr ausgespült. Der Essiggeruch verflüchtigt sich sehr schnell.
- Etwa vier Wochen haltbar.

Für 750 ml

2 Handvoll frische oder
1 Handvoll getrocknete Brennnesselblätter
5 EL Brennnessel- oder Rosmarintinktur
250 ml Obstessig
Flasche (750 ml)

Was wirkt wie?

Das Brennnessel-Haarwasser ist gut für den Haarboden, kräftigt das Haar und macht es wunderbar glänzend. Es bewährt sich auch bei Schuppen und fettigem Haar. Rosmarin wirkt noch etwas stärker regulierend auf die Talgproduktion. Die Säure des Obstessigs hilft, die Haarfasern zu glätten und Lücken im Haarschaft aufzufüllen. So lässt sich Spliss vermeiden und die Haare werden geschmeidig und leicht kämmbar.

Couperose-Teekompressen

Manche Frauen neigen auf den Wangen und rund um die Nase zu Rötungen und erweiterten, ganz feinen bläulich roten Äderchen, die durch die Haut schimmern. Man nennt das Couperose, der meist eine Bindegewebsschwäche zugrunde liegt. Diese Teekompressen beruhigen die Haut.

Für eine 200-g-Teemischung

30 g Ackerstiefmütterchenkraut
30 g Buchweizenkraut
30 g Ringelblumenblütenblätter
20 g Schafgarbenkraut
20 g Zaubernussblätter (Hamamelis)
20 g Kamillenblüten
20 g Hopfenzapfen
20 g Johanniskrautkraut
10 g Lavendelblüten
Waschschüssel, Stofftaschentuch oder kleines Gästehandtuch

So geht's

- 2 EL dieser Teemischung mit 500 ml heißem Wasser überbrühen.
- 20 Minuten ziehen lassen und in die Waschschüssel abgießen.
- Den Tee unbedingt erst abkühlen lassen, bis er körperwarm ist – das ist bei Couperose wichtig! Dann erst das Taschen- oder Handtuch eintunken, etwas auswringen und U-förmig über das Gesicht legen.
- Etwa 15 Minuten einwirken lassen, danach die Kompresse abnehmen. Zum Schluss eine Feuchtigkeitspflegecreme auftragen.
- Die Kompresse können Sie täglich auflegen.

Was wirkt wie?

Lavendel, Hopfen und Kamille beruhigen die Haut. Letztere wirkt auch entzündungshemmend, genauso wie die Schafgarbe, die zusätzlich die kleinen Kapillaren tonisiert. Johanniskraut, Ringelblume und Zaubernuss wirken wundheilungsfördernd und reizmildernd. Antioxidativ, also als Zellschutz, fungieren Zaubernuss, Buchweizen und Stiefmütterchen. Ringelblumen helfen Feuchtigkeit zu speichern. Buchweizen stabilisiert die Kapillargefäßmembranen genauso wie das Ackerstiefmütterchen, welches eigentlich die wichtigste Hautpflanze ist, da es zugleich die Haut elastisch hält und beruhigt.

Außerdem ...

Vermeiden Sie bitte alles, was die Durchblutung der Haut fördert: Sauna, zu viel Sonne, scharfe Gewürze, heiße Getränke, Kaffee, Alkohol und Stress und auch Hautpflegeprodukte mit Mineralölen, weil diese die Haut regelrecht verschließen. Mit Naturkosmetik liegen Sie richtig.

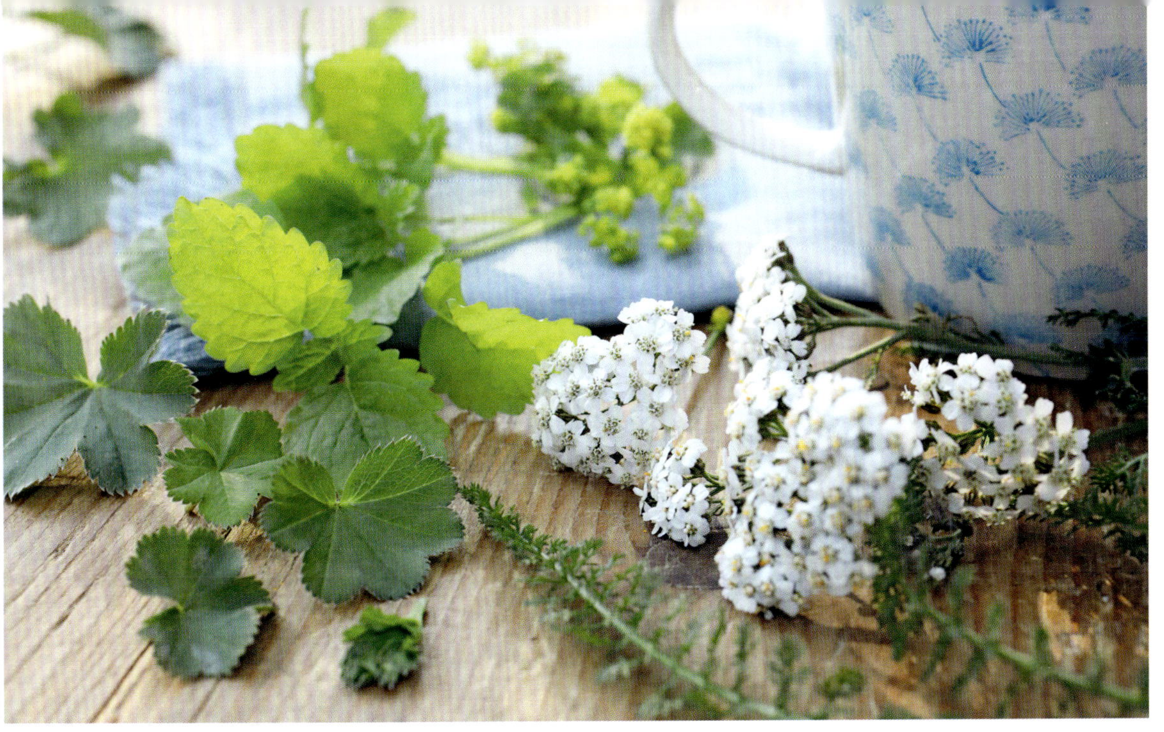

PMS-Tee

Sehr viele Frauen leiden in der zweiten Zyklushälfte unter hartnäckigen und sehr unspezifischen Beschwerden. Manche Frauen haben mit Kopfschmerzen zu tun, andere Kreuzweh oder Verdauungsbeschwerden. Manche Frauen leiden unter berührungsempfindlichen Brüsten und Wassereinlagerungen, andere unter starken Stimmungsschwankungen.

So geht's

- 1 TL mit einer Tasse kochendem Wasser übergießen, 10 Minuten bedeckt ziehen lassen.
- Über drei Zyklen ab dem 14. Zyklustag bis zum Einsetzen der Menstruation zwei bis drei Tassen täglich trinken.

Für eine 100-g-Teemischung

50 g Frauenmantelkraut
30 g Schafgarbenkraut
20 g Melissenblätter

PMS – Was ist das?

Das Prämenstruelle Syndrom fasst verschiedene Beschwerden zusammen, die typischerweise vier bis 14 Tage vor Einsetzen der Menstruation auftreten und mit Beginn der Blutung aufhören. Ursache dafür ist ein hormonelles Ungleichgewicht in der zweiten Zyklushälfte: Der normalerweise niedrige Östrogenspiegel ist zu hoch und häufig gibt es einen erhöhten Prolaktinspiegel. Das klingt kompliziert, und das ist es auch. Auch die Ursachen dafür sind sehr vielgestaltig. Daher empfehlen wir, sich bei hartnäckigen Beschwerden einer naturheilkundlich arbeitenden, erfahrenen Therapeutin anzuvertrauen.

„Schmerz lass nach"-Tee

Eine krampfhafte Menstruation kann frau richtiggehend ausschalten. Manche Frauen leiden so massiv darunter, dass sie nur noch mithilfe von Schmerzmitteln Linderung erfahren. Häufig zieht sich das Thema durch die Familie. Und noch viel häufiger spielt Stress eine Rolle. Dieser Tee entspannt auf allen Ebenen.

Für eine 100-g-Teemischung

40 g Gänsefingerkraut-kraut
20 g Schafgarbenkraut
20 g Fenchelsamen, angestoßen
20 g Kamillenblüten
Mörser

So geht's

- 1 TL mit einer Tasse kochendem Wasser übergießen, 7 Minuten bedeckt ziehen lassen.
- Drei bis vier Tassen täglich trinken.
- Am wirksamsten ist es, wenn Sie bereits ein bis zwei Tage vor Einsetzen der Regelblutung mit dem Teetrinken beginnen, ansonsten bei den ersten Anzeichen.

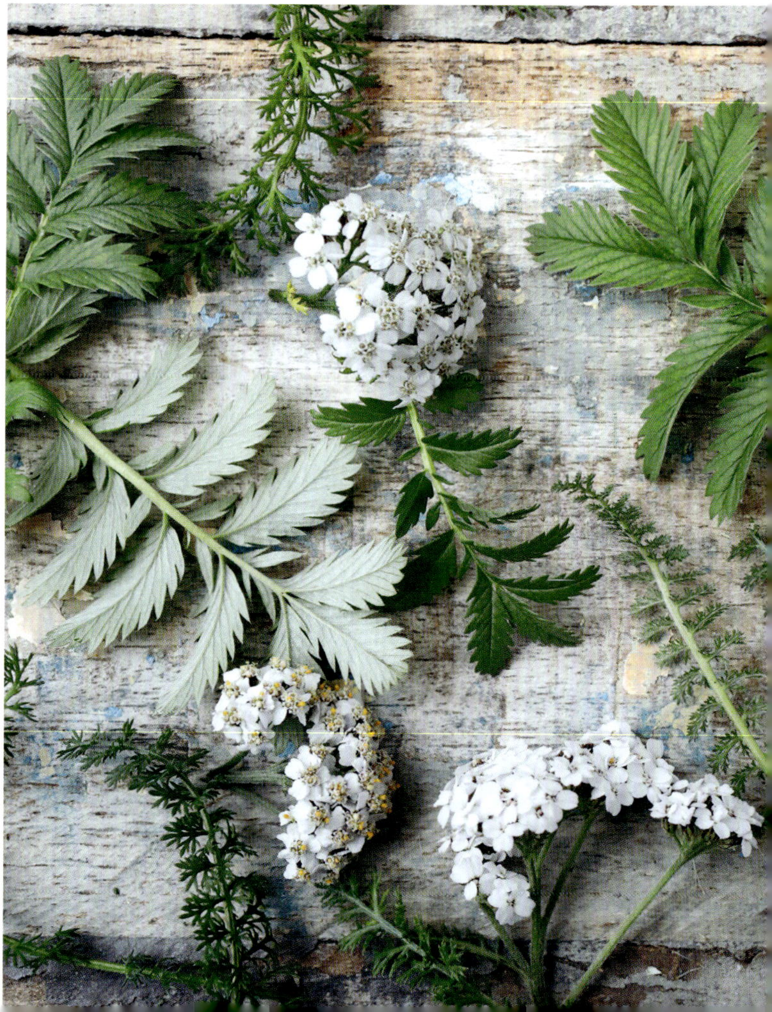

„Schmerz lass nach"-Öl

Wenn man Frauen fragt, was ihnen bei schmerzhafter Menstruation am besten tut, antworten die meisten: Ruhe und Wärme. Betrachten Sie dieses krampflösende Bauchöl als dritte Säule.

So geht's

- Die Fenchelsamen im Mörser frisch anstoßen, zusammen mit den Kräutern in ein Schraubglas füllen, mit dem Öl auffüllen und zwei bis drei Wochen bei Zimmertemperatur stehen lassen. Täglich schütteln.
- Dann durch ein Tuch abgießen und dunkel und kühl aufbewahren.
- Bei Bedarf im Bereich des Bauches einreiben. Legen Sie noch eine Wärmflasche auf, dann ist die Wirkung noch intensiver, und machen Sie es sich gemütlich.

Für 100 ml

1 EL Fenchelsamen
1 EL Lavendelblüten
1 EL Schafgarbenblüten
100 ml Sonnenblumenöl
Mörser, Schraubglas (100 ml), Tuch

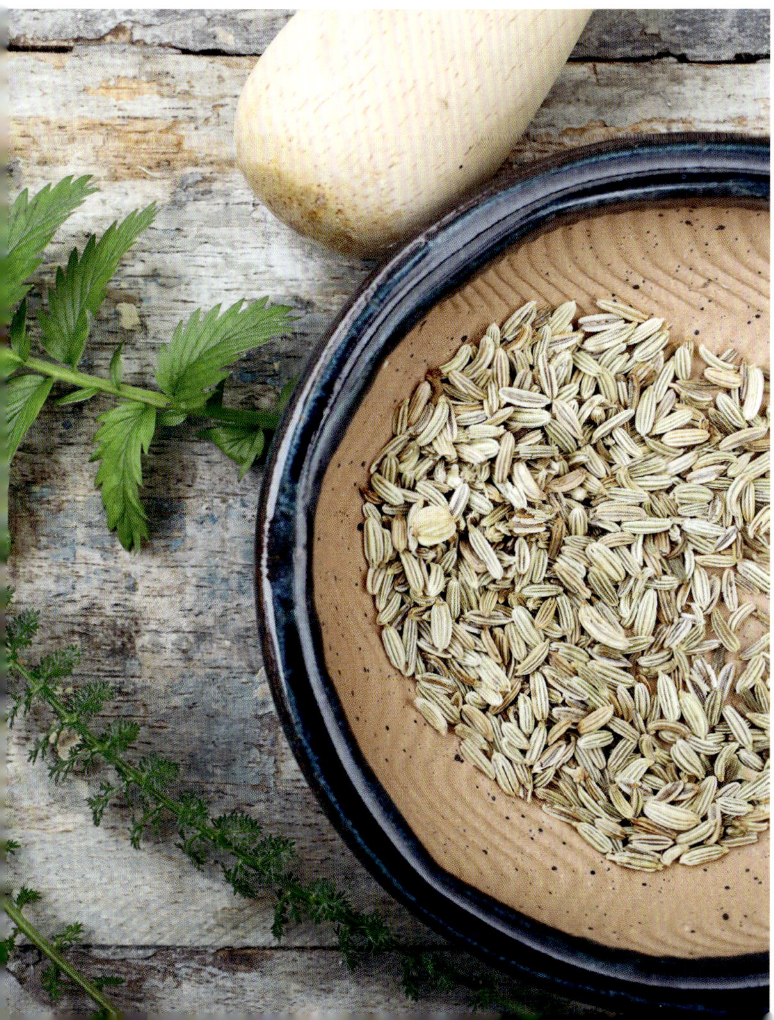

Für Männer

Leichte Hautcreme

Männliche Haut ist um etwa 20 % dicker als weibliche Haut, enthält mehr Lipide und Kollagen, hat größere Talgdrüsen und mehr Keime. Häufige Probleme sind Infektionen nach der Rasur, in jungen Jahren Akne und eine zu fette Hautpflege. Diese Creme ist leicht und angenehm.

Für 50 g

4 g Emulsan
15 g Mandelöl
4 g Sheabutter
1 Msp. (0,4 g) Guarkernmehl
25 g Hamameliswasser (Hydrolat)
5 g Alkohol (70 %, unvergällt)
je 2 Tropfen ätherisches Zedernöl und ätherisches Lemongrassöl
2 Bechergläser, Thermometer, Mixer, Kunststoffspatel, Salbendosen

So geht's

- Emulsan und Mandelöl in einem Becherglas im Wasserbad schmelzen und auf 70 °C erwärmen. Vom Herd nehmen und die Sheabutter darin auflösen. Mit dem Mixer das Guarkernmehl unterrühren. Das ergibt die Fettphase.
- Parallel dazu das Hamameliswasser in dem anderen Becherglas auf 70 °C erwärmen. Zur Fettphase gießen und hochtourig 1 Minute mixen. Den Alkohol dabei untermischen. Mit dem Kunststoffspatel kalt rühren, dabei die ätherischen Öle unterrühren. In Salbendosen abfüllen.
- Diese weiche, geschmeidige Creme lässt sich gut auftragen. Sie wirkt leicht entzündungshemmend, nicht fettend und sehr pflegend. Sie ist für die normale und für Mischhaut geeignet und man kann sie als Tages- oder Nachtcreme verwenden.
- Etwa drei Monate haltbar.

Hygiene

Achten Sie bei der Herstellung auf Hygiene: Desinfizieren Sie alle Behältnisse und Instrumente vor dem Einsatz mit 70 %igem Alkohol.

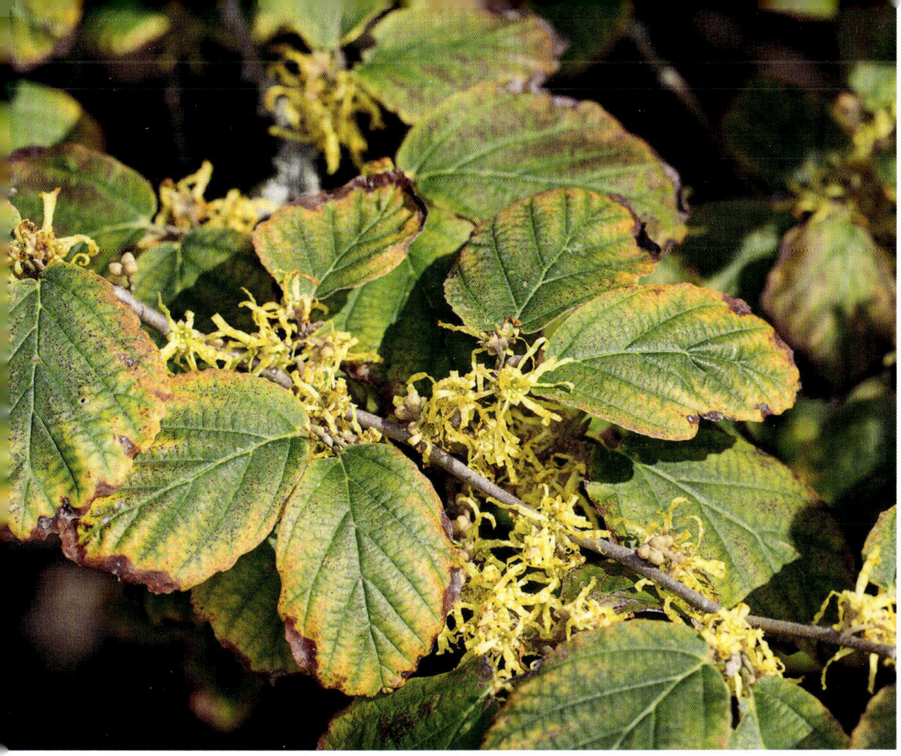

Rasierwasser

Nach der Rasur ist die Haut besonders empfindlich und braucht eine gute Pflege. Die hier verwendeten Zutaten wirken hautberuhigend, keim- und entzündungshemmend und stillen kleinere Blutungen.

So geht's

- Den Alkohol in die Sprühflasche geben, das ätherische Öl hineintropfen, verschließen und kräftig durchschütteln.
- Mit Hamameliswasser auffüllen und erneut durchschütteln.
- Nach der Rasur aufsprühen.

Hamameliswasser

Hamameliswasser, auch Hamamelishydrolat genannt, entsteht durch Wasserdampfdestillation von Rinde und Blättern der Virginischen Zaubernuss (*Hamamelis virginiana*). In ihrer Heimat Nordamerika ist sie fester Bestandteil von Rasierwässern. Hamameliswasser kann auch pur als Gesichtswasser bei Akne verwendet werden (morgens und abends nach der Gesichtsreinigung aufsprühen, mit den Fingern leicht in die Haut drücken).

Für 100 ml

30 ml Alkohol (70 %, unvergällt)
je 3 Tropfen ätherisches Zedernöl und ätherisches Zitronenöl
70 ml Hamameliswasser (Hydrolat)
Sprühflasche (100 ml)

Anti-Stress-Tee für Männer

„Mann" steht unter Dampf, soll stets Höchstleistungen vollbringen und geistig und körperlich immer fit sein. Das wiederum macht noch mehr Stress. Diese Teemischung bringt Männer zur Mitte zurück.

Für eine 100-g-Teemischung

20 g Grünteeblätter
20 g Melissenblätter
20 g Rosmarinblätter
20 g Rosenwurzwurzeln
20 g Bitterorangen-schalen
Mörser

So geht's

- Pro Tasse 1 TL der Mischung mörsern. Mit einer Tasse heißem Wasser überbrühen.
- 10 Minuten bedeckt ziehen lassen, danach abgießen.
- Dreimal täglich eine Tasse trinken.

Geniale Wirkung

Der Tee gleicht aus: Er regt an, ohne nervös zu machen, er tonisiert und macht andererseits gelassen.

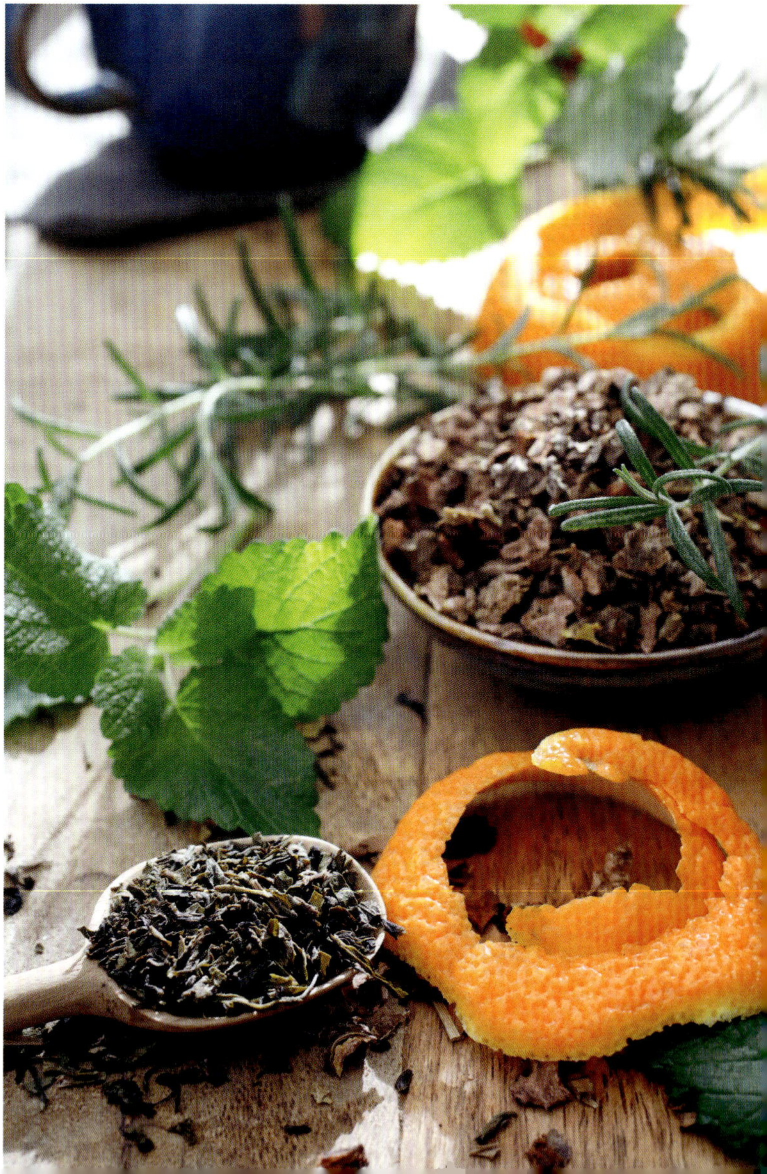

Venenpflege-Tee

Bei Männern wird eine Venenschwäche meist erst in einem späteren Stadium als bei Frauen sichtbar, weil bei ihnen das Bindegewebe fester ist. Oft zeigen sich bräunliche Verfärbungen der Haut oder Ekzeme, bevor beim Mann Krampfadern sichtbar werden. Eine sitzende Tätigkeit und Übergewicht begünstigen die Entstehung. Bewegung und eine Ernährungsumstellung können helfen.

Für eine 100-g-Teemischung

50 g Ackerschachtelhalmkraut
30 g Hohlzahnkraut
20 g Vogelknöterichkraut

So geht's

- 2 EL der Mischung mit 500 ml kaltem Wasser in einen Topf geben und aufkochen. 20 Minuten bedeckt ziehen lassen.
- Diese Menge ein- bis zweimal täglich zubereiten und kurmäßig über vier bis sechs Wochen trinken.

Was wirkt wie?

Diese Teemischung unterstützt das Bindegewebe, denn die drei Pflanzen enthalten reichlich Kieselsäure – und die kräftigt das Bindegewebe. Nebenbei werden auch vermehrt Säuren, die zusätzlich das Bindegewebe schwächen, ausgeschieden.

Auch Rosskastanie hilft

Bei Venenschwäche gilt es, die Venenwände zu stärken und zu kräftigen – wie ein „Stützstrumpf von innen". Das kann besonders die Rosskastanie ganz hervorragend. Lassen Sie sich in der Apotheke beraten, es gibt zahlreiche Arzneimittel zur Einnahme und als Salbe zur äußerlichen Anwendung.

Prostata-Tinktur

Als lästige Begleiterscheinung der Hormonumstellung bemerken ältere Männer oft, dass sich der Harndrang häuft, vor allem nachts, die Menge aber eher weniger wird. Je nach Stadium der Prostata-Vergrößerung kann es auch zum Harnträufeln kommen.

Für 100 ml

2 EL klein geschnittene Brennnesselwurzeln
1 EL Weidenröschenkraut
100 ml Alkohol (70 %)
Schraubglas (100 ml), feines Sieb, Tropfflasche (100 ml)

So geht's

- Die Kräuter in ein Schraubglas geben und mit dem Alkohol aufgießen.
- Drei Wochen stehen lassen, dabei täglich schütteln, dann durch ein feines Sieb abgießen.
- In eine Tropfflasche füllen.
- Nehmen Sie dreimal täglich 20 Tropfen in etwas Wasser ein. Bei bereits bestehenden Beschwerden gerne über sechs Monate oder länger.
- Die Tinktur ist bei Raumtemperatur und lichtgeschützt aufbewahrt zwei bis drei Jahre haltbar.
- Sie können übrigens auch frische Kräuter nehmen – die Brennnesselwurzel findet sich sicher in Ihrem Garten. Nehmen Sie dann die doppelte Menge. Beim Weidenröschen ist das Sammeln etwas schwieriger, da es verschiedene Arten gibt, die sich sehr ähneln. Verwendet wird das Kleinblütige Weidenröschen (*Epilobium parviflorum*). Nehmen Sie beim Sammeln sicherheitshalber ein Bestimmungsbuch oder eine Bestimmungs-App mit. Im Zweifel bekommen Sie in der Apotheke das „richtige“ Weidenröschen.

Was wirkt wie?

Die verwendeten Heilpflanzen enthalten Wirkstoffe, die hemmend auf bestimmte enzymatische Vorgänge wirken, die ein Wachstum der Prostata anregen. Außerdem wirken sie abschwellend und schützend auf das Prostatagewebe.

Die Vorsteher-Drüse

Der Name kommt daher, weil die Prostata unterhalb der Blase sitzt. Sie umschmiegt die Harnröhre und hat vor allem die wichtige Aufgabe, einen Teil der Samenflüssigkeit zu produzieren, welche die Spermien transportiert. Diese Flüssigkeit ist für deren Beweglichkeit wichtig. Ab etwa 40 Jahren geht die Bildung von Testosteron zurück und es kommt über verschiedene Zwischenschritte zur zunehmenden Vergrößerung der Prostata. Diese Veränderung wird in verschiedene Stadien eingeteilt, je nach Auswirkung auf den Harnabfluss aus der Blase, und wird in schweren Fällen operiert. Eine Vergrößerung der Prostata ist in der Regel gutartig, es kann sich aber auch eine bösartige Erkrankung daraus entwickeln, der Prostata-Krebs.

Männer-Magenschmeichler

Es ist ein Brauch von alters her: Wer Sorgen hat, hat auch Likör! Mit verdauungsfördernden Kräutern darin vertreibt man Sorgen, die auf den Magen schlagen. Diese Rezeptur ergibt einen richtig guten Verdauungslikör.

So geht's

- Die Kräuter klein schneiden, den Fenchel mörsern, den Kardamom zerdrücken. Sämtliche Zutaten in die Flasche füllen.
- Acht Wochen lang stehen lassen, täglich schütteln.
- Abgießen und mindestens noch vier Wochen, besser monatelang zum Nachreifen stehen lassen. Likörgläschenweise genießen.

Als Geschenk

Von dieser Art Magenschmeichler bekomme ich regelrecht Bestellungen: Hübsch verpackt ist er ein gutes Weihnachts- oder Geburtstagsgeschenk.

Für etwa 700 ml

2 EL Pfefferminzblätter
2 EL Rosmarinblätter
2 EL Thymianblätter
2 EL Fenchelsamen
10 1-Euro-große Scheiben frischer Ingwer
1 Wermutblatt
5 Kardamomkapseln
½ Zimtstange
100–150 g brauner Kandiszucker
700 ml Wodka oder Korn (38 %)
Mörser, Flasche (1 l)

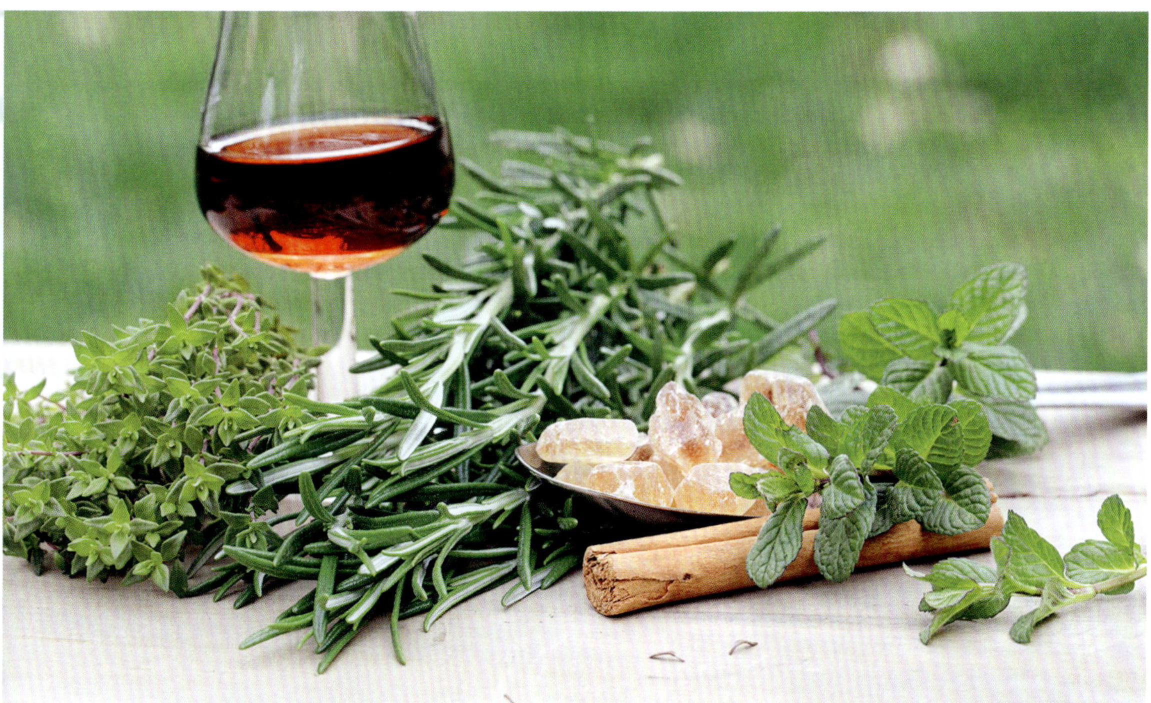

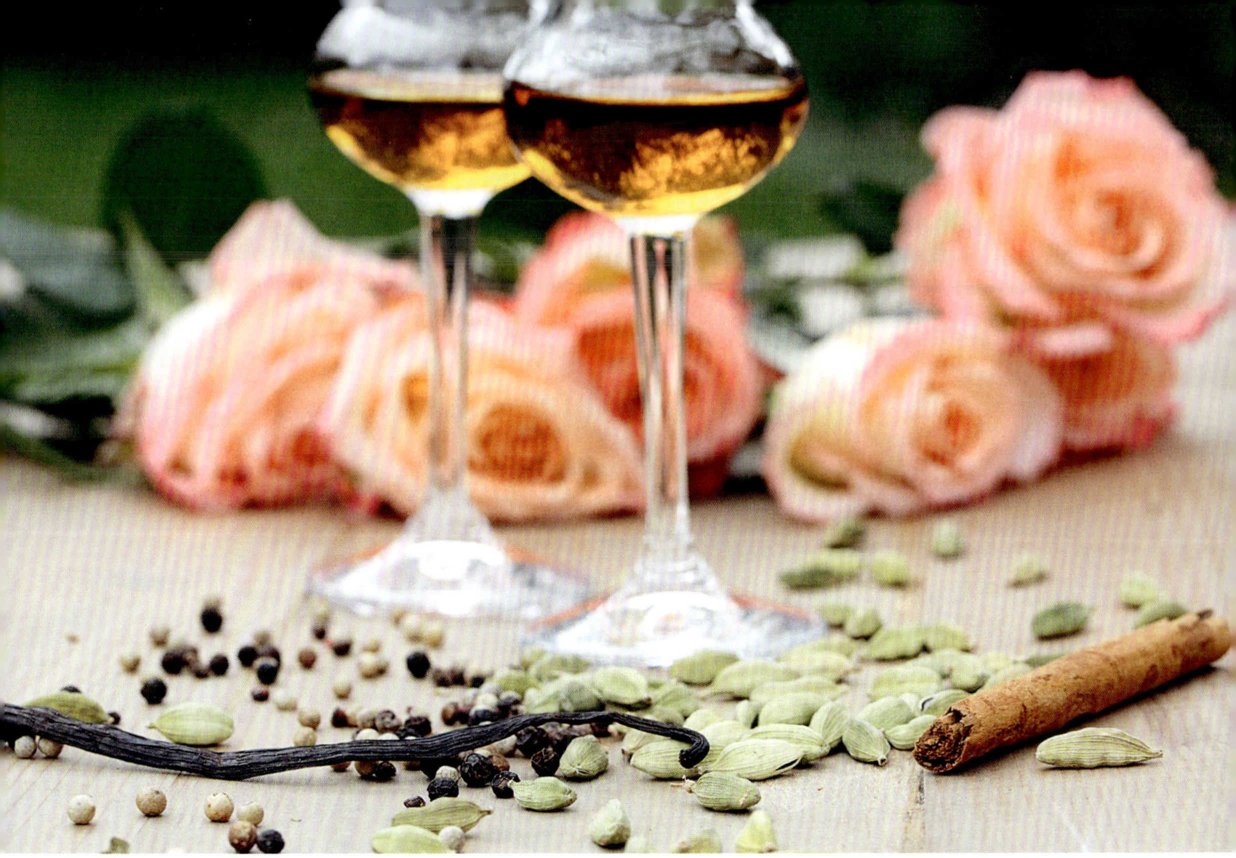

Hochzeitslikör für reichen Kindersegen

Anis als Aphrodisiakum? Er wurde schon in altägyptischen Papyri als solches erwähnt. Früher bereiteten die Frauen nach der Feldarbeit im Herbst anishaltige Getränke für ihre Männer, damit es im folgenden Sommer reichen Kindersegen geben sollte.

Für 500 ml

10 g Kümmelsamen
10 g Fenchelsamen
10 g Anissamen
6 g Engelwurzwurzeln
6 g Liebstöckelwurzeln
4 g Rosmarinblätter
4 g Damianablätter
½ Zimtstange
½ Vanilleschote
3 Pfefferkörner
3 Kardamomkapseln
500 ml Doppelkorn (38 %)
Mörser, Schraubglas (500 ml)

So geht's

- Alle Zutaten mörsern und mit Korn übergießen.
- Sechs Wochen stehen lassen; regelmäßig schütteln.
- Abfiltern und kühl und trocken lagern. Der Likör wird mit der Zeit immer besser. Gläschenweise genießen.

Was wirkt wie?

Anis ist ein Aphrodisiakum. Engelwurzwurzel durchwärmt „den unteren Menschen" und fördert, ähnlich wie Rosmarin, die Durchblutung des Beckenbereichs. Wenn das „Liebesstöckel" des Mannes nicht mehr steht, soll Liebstöckel helfen, und Damiana (*Turnera diffusa*) ist „die Pflanze, die dem Mann das Hemd auszieht".

Kraft für Männerhaar

Schöne Haare vergleichen romantische Dichter mit der Krone auf dem Haupt – was aber, wenn sie dort nur noch spärlich sprießen? Na und? Ich mag Männer, die zu ihrem persönlichen Reifeprozess stehen, seien es Augenfältchen oder weniger Haare. Wundermittel verspreche ich Ihnen hier keine, aber unterstützende Tipps.

Beinwell-Spülung

Beinwellwurzeln, frisch oder getrocknet

So geht's

- 2 EL zerkleinerte Wurzeln mit 250 ml kaltem Wasser übergießen und zum Kochen bringen.
- 10 Minuten köcheln, dann abgießen und abkühlen lassen.
- Die Haare mit Rosmarin-Shampoo (aus der Apotheke) waschen, danach die Beinwell-Spülung gründlich einmassieren.
- Mit einem Handtuch bedeckt 15 Minuten einwirken lassen, anschließend ausspülen.

Kopfhautliquid

Für eine 150-g-Kräutermischung

30 g Brennnesselwurzeln
30 g Brennnesselblätter
30 g Klettenwurzeln
30 g Birkenblätter
30 g Rosmarinblätter
Mörser

So geht's

- 2 EL dieser Mischung mörsern. Mit 250 ml Wasser 15 Minuten lang kochen, abgießen und erkalten lassen.
- In die Kopfhaut einmassieren. Nicht ausspülen.

Haarwuchstinktur

Für 550 ml

40 g Klettenwurzeln
40 g Brennnesselwurzeln
20 g Rosmarinblätter
20 g Birkenblätter
20 g Kapuzinerkressekraut (mit Blüten und Blättern)
400 ml Korn (32 %)
150 ml Rosmarin- oder Rosenwasser (Hydrolat)
Schraubglas (600 ml)

So geht's

- Die Pflanzen gut zerkleinern und mit dem Korn und dem Rosmarinwasser übergießen.
- Drei Wochen stehen lassen, regelmäßig schütteln, danach abgießen.
- Regelmäßig tropfenweise in den Haarboden einmassieren. Nicht ausspülen.
- Bewährt bei hormonell bedingtem Haarausfall.

Beinwell für die Haare?

Solange die Haarwurzeln noch in Ordnung sind, unterstützt Beinwell den Neuwuchs von Haaren deutlich sichtbar. Er schenkt dünnem, sprödem Haar stärkeren Halt, mehr Glanz, Volumen, Spannkraft und fördert die Durchblutung der Kopfhaut.

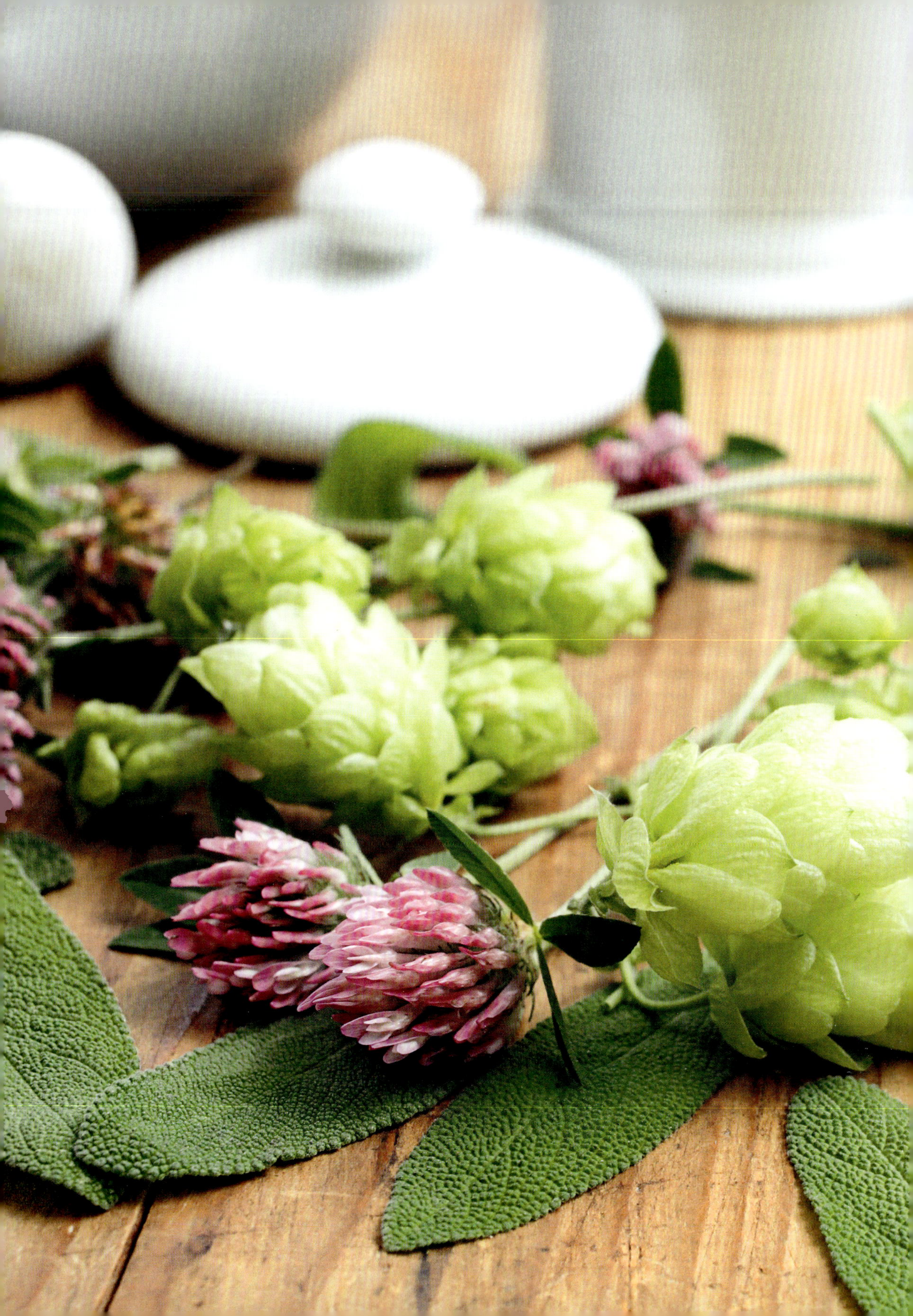

Service

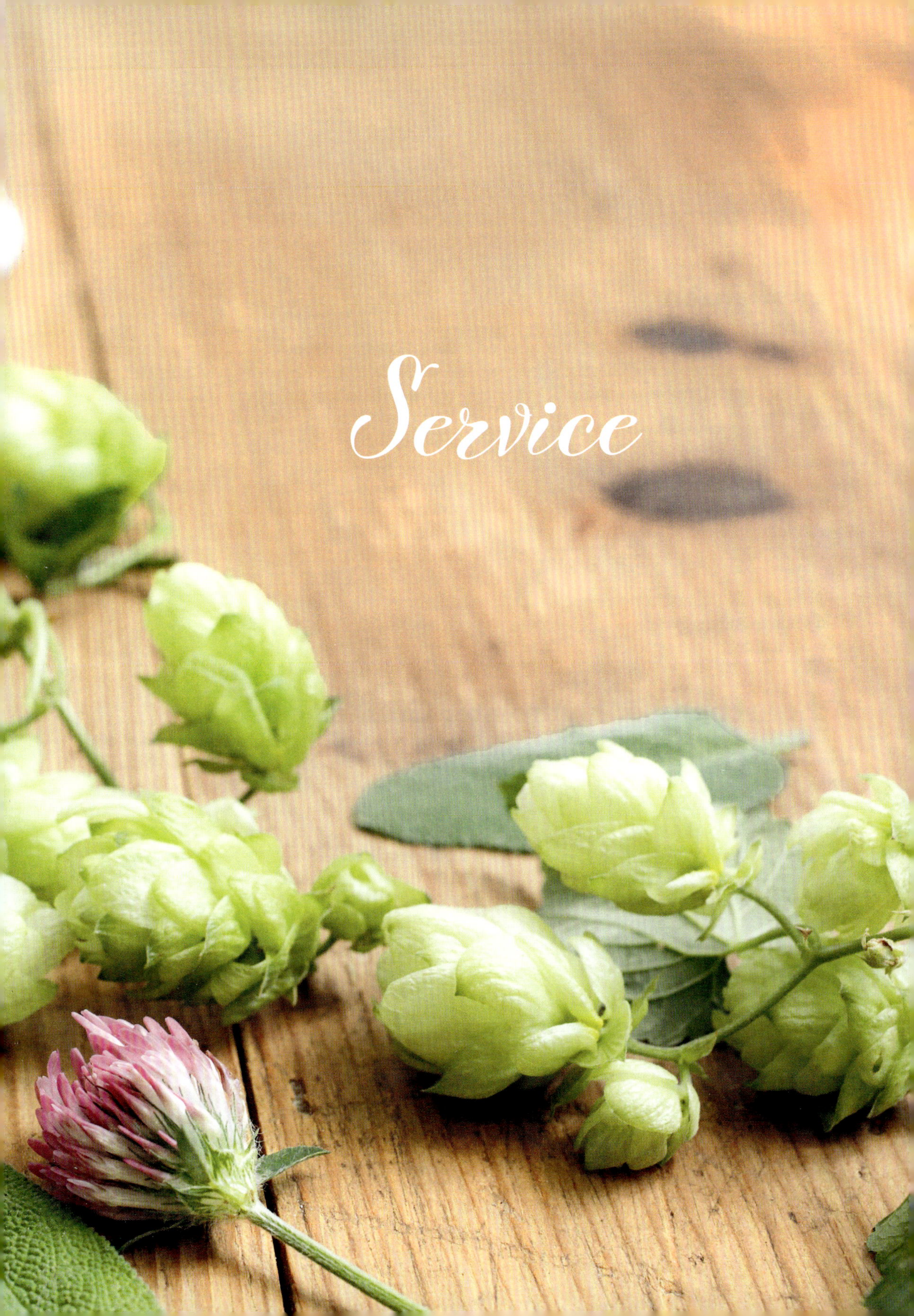

Bezugsquellen

Heilpflanzen

Alfred Galke
Kräuter und Gewürze, kontrolliert biologischer Anbau und konventionelle Ware
www.galke.com

Artemisia – Allgäuer Kräutergarten
Heilkräuter und Teemischungen aus biologischem Anbau, Bücher, Seminare
www.artemisia.de

Aurica
Heilkräuter und Teemischungen aus biologischem Anbau
www.aurica.de

Die Kräutermanufaktur
Ganzblattdrogen aus biologischem Anbau von qualifizierten Heilpflanzenfachfrauen, Natur- und Kräuterpädagoginnen in Baden-Württemberg
https://kraeuterlande-bw.de

Kräuter Schulte
Kräuter, Gewürze, Öle, kontrolliert biologischer Anbau und konventionelle Ware
www.kraeuterschulte.de

Ätherische Öle, Hydrolate, Cremes & Co.

Aromapflege Evelyn Deutsch
Schule für Aromapflege und Heilpflanzenkunde, Shop, alles für DIY, Bücher, Seminare und Ausbildungen
www.aromapflege.com

Dreiangel-Kosmetikrohstoffe
Zutaten für Cremes, Bechergläser, Laborzubehör
dreiangel.ch

Manske
Zutaten zur Cremeherstellung
www.manske-shop.com

Primavera life
100 % naturreine ätherische Öle, Aromatherapie-Seminare und -Ausbildungen
www.primaveralife.com

Laborbedarf und Behältnisse

Dragonspice Naturwaren
Zutaten für Cremes und Salben
www.dragonspice.de

Laborhandel Krumpholz
Bechergläser, Laborzubehör
www.laborhandel-krumpholz.de

Lansche Versand
Salbendosen, Flaschen, Aufsätze
www.lansche-versand.de

Zum Weiterlesen

Alles über Heilpflanzen. Erkennen, anwenden und gesund bleiben. Ursel Bühring. 5., aktual. und erw. Aufl., Verlag Eugen Ulmer, Stuttgart 2010. Ein Rundum-Ratgeber über die wichtigsten Heilpflanzen und wie man sie erkennt, wie sie wirken und wie man sie anwendet.

Aromatherapie für Kinder. Schnelle und sanfte Alltagshilfe. Sabrina Herber, Eliane Zimmermann. Verlag Eugen Ulmer, Stuttgart 2018. Ratgeber zur Anwendung von ätherischen Ölen bei Kindern.

Aromatherapie für Kopf und Seele. Mit ätherischen Ölen gegen Stress, Müdigkeit und trübe Stimmung. Sabrina Herber, Eliane Zimmermann. Verlag Eugen Ulmer, Stuttgart 2022. Ratgeber zur Anwendung von ätherischen Ölen.

Entgiften mit Heilpflanzen. Natürlich einfach gesund. Michaela Girsch. Verlag Eugen Ulmer, Stuttgart 2022.
Heilpflanzenkuren zur Selbstanwendung zum Entgiften und Entschlacken.

Heilpflanzen für Kinder. Gesundheit aus der Natur. Ursel Bühring, Helga Ell-Beiser und Michaela Girsch. Verlag Eugen Ulmer, Stuttgart 2015. Umfassendes, fundiertes Werk zum Thema.

Heilpflanzen in der Pflege. Ursel Bühring und Annegret Sonn. Verlag Hans Huber, Bern 2013. Umfassendes, fundiertes Werk zum Thema.

Heilpflanzen-Tee. Richtig sammeln, trocknen und mischen. Michaela Girsch. Verlag Eugen Ulmer, Stuttgart 2019.
Rezepturen für zahlreiche Heilkräuter-Teemischungen für die wichtigsten Alltagsbeschwerden.

Heilsame Wickel und Auflagen aus Heilpflanzen, Quark & Co. Bernadette Bächle-Helde und Ursel Bühring. 2., aktual. Aufl., Verlag Eugen Ulmer, Stuttgart 2019.
Ratgeber für die einfache Anwendung von Wickeln als sanfte Therapie für die ganze Familie.

Heilpflanzen-Kuren. Körper und Seele pflegen und gesund erhalten. Ursel Bühring. 2. Aufl., Verlag Eugen Ulmer, Stuttgart 2016.
Ratgeber für die Anwendung von Heilpflanzen rund ums Jahr zur Pflege und Gesunderhaltung der inneren Organe.

Lehrbuch Heilpflanzenkunde. Grundlagen, Anwendung, Therapie. Ursel Bühring. 5., überarb. und erw. Aufl., Haug Verlag, Stuttgart 2020.
Umfassendes, fundiertes Werk zum Thema.

Schnell nachgeschlagen

Bildquellen

Die Fotos stammen von **Heike Schmidt-Röger** mit Ausnahme der folgenden:

Arco Images/O. Diez: Klappe innen vorn li.2.v.u.
Bellmann, Heiko/Frank Hecker Naturfoto: S. 51
botanikfoto/Steffen Hauser: S. 71
Bühring, Ursel: S. 48, 113, Klappen innen: vorn li.2.v.o., vorn li.o., vorn re.2.v.o., vorn re. 2.v.u., hinten li.2.v.u., hinten li.u., hinten r.o.
Claudio Divizia/Shutterstock.com: Klappe innen vorn re.u.
Dream79/Shutterstock.com: Klappe innen vorn li.u.
Girsch, Michaela: Klappe hinten außen unten
Gringoann.art/Shutterstock.com: Umschlagmotiv vorn, kleine Zeichnung Buchrücken
Hath, Jessica: S. 43
Hecker, Frank Naturfoto: S. 4, 59, 74, 92, 129, Klappen innen: vorn re.o., hinten re.2.v.o., hinten re.2.v.u.
mauritius images: Klappe innen hinten li.2.v.o.
Pair Srinrat/Shutterstock.com: S. 118
Vetter, Ina: Klappe hinten außen oben

Die einfarbigen Schmuckzeichnungen fertigte Susanne Junker, red.sign, Stuttgart.

Impressum

Das medizinische Wissen ist einem ständigen Wandel unterworfen. Die in diesem Buch gezeigten Empfehlungen, Möglichkeiten und Hinweise basieren sowohl auf altem traditionellem Heilwissen der Volksheilkunde als auch auf neuen Ergebnissen aus der Forschung. Jedem Leser wird geraten, alle verfügbaren Informationen zur Gesetzeslage und zu Behandlungsstandards zu recherchieren. Dieses Buch ersetzt keine medizinische Diagnose und Behandlung. Für Angaben zu Anwendung, Dosierung und Applikationsform kann weder von den Autorinnen noch vom Verlag eine Gewähr übernommen werden. Empfohlene Medikamente, Nahrungsergänzungsmittel, Medizinprodukte sowie Nahrungsmittel und Arzneipflanzen dürfen bei bekannter Überempfindlichkeit und Unverträglichkeit gegenüber den angegebenen Wirkstoffen oder einem der sonstigen Bestandteile nicht eingenommen werden. Von den in diesem Buch empfohlenen Produkten und Präparaten profitieren weder die Autorinnen noch der Verlag durch Nennung oder Verkauf. Sofern eingetragene Warenzeichen, Gebrauchsnamen oder Handelsnamen verwendet werden, gelten die entsprechenden Schutzbestimmungen (auch wenn diese nicht als solche gekennzeichnet sind).
Die Gedanken, Methoden und Anregungen in diesem Buch stellen die Meinung beziehungsweise die Erfahrung der Verfasserinnen dar. Sie wurden von diesen nach bestem Wissen erstellt und mit größtmöglicher Sorgfalt geprüft. Fehler sind jedoch nie vollständig auszuschließen. Eine Garantie für die Richtigkeit der Angaben kann daher nicht gegeben werden. Autorinnen wie Verlag können aus keinem Rechtsgrund für eventuelle Nachteile, Unfälle oder Schäden, die etwa aus in diesem Buch gegebenen praktischen Hinweisen resultieren, eine Haftung übernehmen.

Anmerkung des Verlags zur Schreibweise (Gendering): Gendergerechtigkeit und Inklusion sind bei uns gelebte Praxis – bei der Auswahl unserer Themen, bei der Recherchearbeit, in der Gestaltung. Unsere Texte meinen alle. Damit unsere Inhalte jedoch gut lesbar bleiben, verzichten wir in diesem Werk auf die jeweilige Mehrfachnennung oder Anpassung der Schreibweise bestimmter Bezeichnungen an die weibliche, männliche oder diverse Form.

Bibliografische Information der Deutschen Nationalbibliothek
Die Deutsche Nationalbibliothek verzeichnet diese Publikation in der Deutschen Nationalbibliografie; detaillierte bibliografische Daten sind im Internet über http://dnb.d-nb.de abrufbar.

Wollgrasweg 41, 70599 Stuttgart (Hohenheim)
E-Mail: info@ulmer.de
Internet: www.ulmer.de
Lektorat: Antje Krause, Ina Vetter
Herstellung: Isabell Scherrieble
Umschlaggestaltung: Marion Schreiber, www.marionschreiber.de
Satz: Gerhard Junker, www.redsign.de, Stuttgart
Reproduktion: time:ray, Jettingen
Druck und Bindung: Westermann Druck, Zwickau
Printed in Germany

ISBN 978-3-8001-0341-6

Hier können Sie weiterlesen

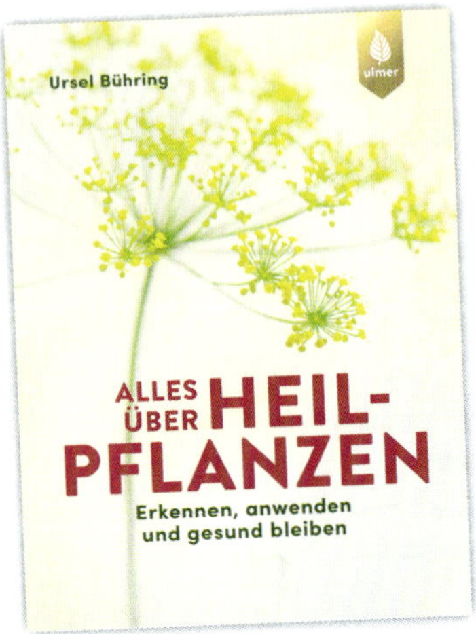

Der Klassiker unter den Heilpflanzenbüchern. Ursel Bühring, renommierte Heilpflanzenexpertin, **porträtiert 82 Heilkräuter und ihre Wirkung** besonders ausführlich.
Ursel Bühring stellt das **Wirkspektrum sowie die offizielle medizinische Anwendung** vor, dazu **Geschichte und Botanik der Heilpflanzen**. In jedem Porträt finden Sie **Rezepte aus der Phytotherapie für unterschiedliche Indikationen**. Tees, Salben, Tinkturen und Wickel – lernen Sie die vielseitigen Anwendungen kennen. Im umfangreichen Kapitel über häufige Krankheiten und Beschwerden erhalten Sie eine **Fülle von Ratschlägen aus der Naturheilkunde** und **viele weitere Heilpflanzenrezepte**.

Alles über Heilpflanzen. Erkennen, anwenden und gesund bleiben. Das Standardwerk – 5. Auflage – komplett aktualisiert und erweitert. Ursel Bühring. 5., akt. und erw. Auflage 2020. 432 Seiten, 230 Farbfotos, 82 farbige Zeichnungen, geb. ISBN 978-3-8186-0410-3.

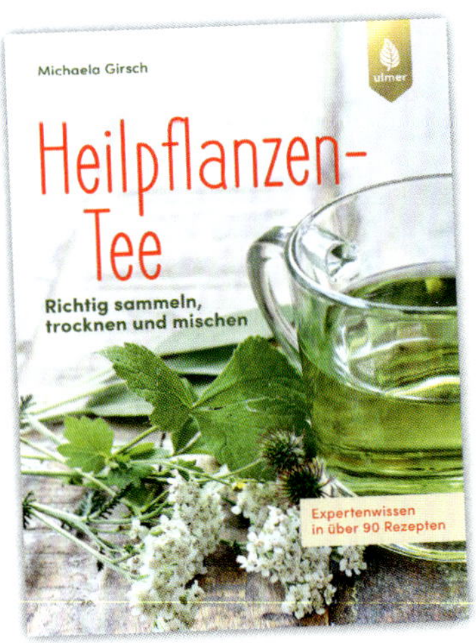

Die Heilpraktikerin und Heilpflanzenexpertin Michaela Girsch erklärt in diesem Buch alles über heilende Kräutertees. Herzstück des Ratgebers ist der **ausführliche Rezeptteil mit über 70 Kräuterteemischungen gegen die wichtigsten Alltagsbeschwerden**, von Magen-Darm und Erkältung über Kopfschmerzen und Hautprobleme bis Herz und Kreislauf. Sie erfahren, wie Sie Heilpflanzen richtig sammeln und schonend trocknen oder wie Sie beim Einkauf die beste Qualität finden. Lernen Sie hier, wie Sie optimale Mischungen herstellen, wirkungsvoll zubereiten und richtig anwenden. **Porträts von 47 bewährten Heilpflanzen** aus Natur und Garten liefern zusätzliches Wissen rund um wirkungsvolle Kräutertees.

Heilpflanzen-Tee. Richtig sammeln, trocknen und mischen. Michaela Girsch. 2019. 160 S., 101 Farbfotos, Klappenbroschur. ISBN 978-3-8186-0374-8.